U0388171

灵 素 针

于景宏　著

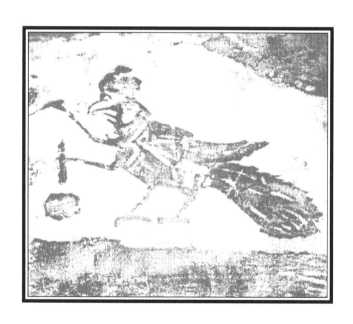

辽宁科学技术出版社
·沈阳·

图书在版编目（CIP）数据

灵素针／于景宏著.—沈阳：辽宁科学技术出版社，
2020.7
ISBN 978-7-5591-1288-0

Ⅰ．①灵…　Ⅱ．①于…　Ⅲ．①针灸疗法　Ⅳ．
①R245

中国版本图书馆CIP数据核字（2019）第200224号

出版发行：辽宁科学技术出版社
　　　　　（地址：沈阳市和平区十一纬路25号　邮编：110003）
印 刷 者：辽宁新华印务有限公司
经 销 者：各地新华书店
幅面尺寸：184 mm × 260 mm
印　　张：11
插　　页：4
字　　数：220千字
出版时间：2020年7月第1版
印刷时间：2020年7月第1次印刷
责任编辑：寿亚荷
封面设计：刘冰宇
版式设计：袁　舒
责任校对：王春茹

书　　号：ISBN 978-7-5591-1288-0
定　　价：80.00元

联系电话：024-23284370
邮购热线：024-23284502
E-mail：1114102913@qq.com

作者简介

　　于景宏，1941 年出生，主任中医师。辽宁中医药大学第四期本科毕业。在校期间刻苦攻读，毕业考卷优异，当时 100 分制，校长茹古香亲授 105 分。教务处处长何裕丰之爱生。1975 年至 1985 年在辽宁省卫生厅工作，任中医处负责人。创刊《实用中医内科》杂志，亲任总编。

　　具有文史哲广博知识，博览典籍，吸纳诸家，医疗主张通晓中西。多项医学发明，中药生发配方、生物乌发中药制剂获国家知识产权局发明专利权。

本书上卷入室篇，对于一个没有针灸基础知识的人，只要有志于针灸治疗，认真研读该篇并能背诵该篇歌诀，约 3 个月就能登堂入室，可以用针灸为人治病。

下卷读经篇，笔者从《灵枢》《素问》两部经典选取 19 篇与针灸学关系密切的文章翻译注释。读懂这些文章将明白针灸学的来源，认真领悟就能理解经络学说、针灸学术的真谛，将在针灸医疗实践中有所发现，有所发明。

我们共同努力，把祖先留下的医学遗产发扬光大！

于景宏

目 录

上卷　入室篇

下卷 读经篇

上卷 入室篇

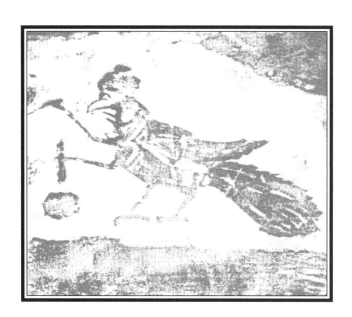

取穴法

穴位是经络上的孔窍，准确无误地掌握经络循行路径是找准穴位的前提。必须熟记《灵枢》中经脉篇经络循行。经络找准了，才谈得上找准穴位。

一、骨度法

1. 头部

纵行：前发际至后发际为12寸，前发际至印堂为3寸，后发际至大椎为3寸。

横行：左头维至右头维9寸，左完骨至右完骨9寸。

2. 胸腹

纵行：天突至中庭9寸，中庭至神阙8寸，神阙至曲骨5寸。

横行：左乳至右乳8寸。

3. 背部：

两肩胛下角连线平第7椎下，由脐绕躯干平行圈平第14椎下，左右髂嵴连线平第16椎下，左右髂后上嵴连线平第18椎下（平第几椎下之椎体是从第1胸椎算起）。

4. 上肢：

腋横纹至肘横纹9寸，肘横纹至腕横纹12寸。

5. 下肢：

外侧髀枢至膝中19寸，外侧膝中至外踝16寸，内侧曲骨上缘至辅骨上廉18寸，内侧辅骨下廉至内踝13寸。

骨度分寸图见图1。

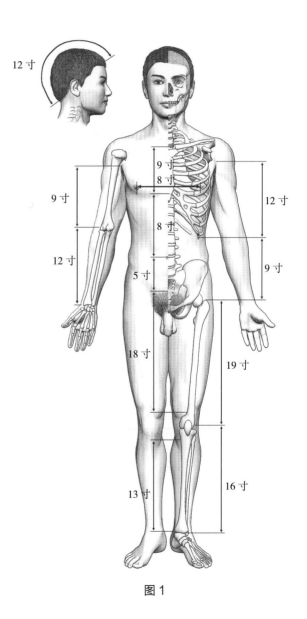

图 1

二、中指同身寸

患者自身手指，中指屈曲时中节内侧两横纹上端间距为 1 寸（图 2）。

三、横指同身寸

患者手指伸直并拢，食、中、环、小四指，以中指横纹处画横线，四指横量长度为 3 寸，亦称"一夫"（图 3）。

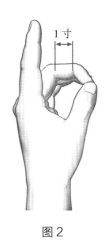

图 2

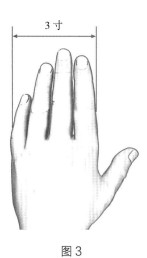

图 3

手太阴肺经

一、经络循行

【原文】

肺手太阴之脉起于中焦，下络大肠，还循胃口，上膈，属肺，从肺系横出腋下，下循臑内，行少阴心主之前，下肘中。循臂内上骨下廉入寸口，上鱼，循鱼际，出大指之端。其支者，从腕后直出次指内廉，出其端。

《灵枢》卷三·经脉第十

【译文】

手太阴肺经初始部分是在腹、胸内循行的，起于中焦腹部，向下行，络绕于大肠。反过来向上行，沿着胃的上口，穿过膈肌，再向上进入肺，从肺系，即气管，横出腋下，离开内腑，达于胸壁和上肢。向下沿着臑内，即肱二头肌，走行于手少阴心经、手厥阴心包经的前面，下入于肘中。循臂内上骨下廉，即沿着前臂桡骨的下缘进入寸口，即独取寸口诊脉的位置，穴名为太渊。从太渊穴继续向前到鱼际，即上至拇指掌侧根节后椭圆形肌肉隆起处，实为拇指的短展肌、短屈肌、对掌肌肌群。沿着该肌群上边缘赤白肉际，也就是皮肤赤、白交界带，出于大指指端甲根处，即大指指甲外甲根。这条经脉的分支，从腕后，沿食指内侧缘，达于食指的顶端。在这里与手阳明大肠经相接。

手太阴肺经经络循行示意图见图4。

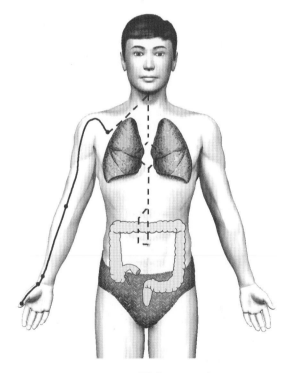

图4

二、经络主病

【原文】

　　是动则病肺胀满，膨膨而喘欬，缺盆中痛，甚则交两手而瞥，此为臂厥。是主肺所生病者，欬上气，喘渴，烦心，胸满，臑臂内前廉痛厥，掌中热。气盛有余则肩背痛。风寒汗出中风，小便数而欠。气虚则肩背痛，寒，少气不足以息，溺色变。为此诸病，盛则写之，虚则补之，热则疾之，寒则留之，陷下则灸之，不盛不虚，以经取之。盛者寸口大三倍于人迎，虚者则寸口反小于人迎也。

《灵枢》卷三·经脉第十

【译文】

　　外邪侵入本经引起经气变动，这是经文中是动两字的含义。这种情况就会引起肺脏胀满，胸满喘咳，锁骨窝疼痛，较重时甚至于两手交叉按于胸部，视物昏花，这种病状称为臂厥。如果本经所属的肺脏本身发病，就是经文上说的是主肺所生病者，会出现咳嗽胸满上气，喘促口渴，心情烦乱，胸部胀闷，上肢臑臂内侧前缘疼痛厥冷，手心发热。邪气盛就会肩背痛，外感风寒表邪不去而汗自出称为中风，或者小便频数而量少，即膀胱刺激症状，实为尿路感染。气虚也会引起肩背痛，同时乏力气短，肉眼观察尿色不似无病时那样澄清。有了这些疾病，本着实则泻之、虚则补之的治疗原则去施行针法。属热的疾刺，不留针；属寒病留针致气以祛寒。气虚下陷的适于艾灸。不盛不虚，经气不通者，单独取经脉针刺，可用平补平泻法。本经邪气实的寸口脉大于人迎；本经气虚的人迎脉大于寸口。

三、经穴、主病歌

十一穴，肺脉通，是动是主病鼻中，
锁骨下窝取云门，云门中府一肋程，
侠白腋下量四寸，天府三寸与乳平，
肘纹头，是尺泽，肘下五寸孔最决，
腕横纹里取太渊，腕上寸五乃列缺，
鱼际经渠各一寸，拇指甲根少商穴。
　　　　　※　※　※
肺经诸穴喘咳清，少商救急治喉病，
胸痛云门与中府，侠白天府臑臂疼，
尺泽孔最与经渠，臂肘前臂痛腕中，
三穴能把痨瘵医，中府尺泽和鱼际，

孔最痔疾天府衄，太渊能起无脉疾，

列缺㖞斜头项痛，掌热外感取鱼际。

【释义】

经穴、主病歌中穴位的先后并非是经络循行的先后顺序。在实际针灸医疗时，往往先找到位置标识清楚、不易出错的穴位，据相关距离，再找出其他穴位，本歌据此编撰。手太阴肺经（图5～图9）在腹胸内循行后，从气管横出腋下，离开内腑达于胸壁的第一穴是中府穴，直上一肋，达于云门穴，云门穴在锁骨下窝凹陷处。这两个穴针刺时断不可与皮肤垂直下针。穴位下面是肺尖，垂直下针极易刺到肺尖引起气胸。入针后必须将针尖指向上臂，针体与胸壁平行，再继续进针。入针的深度一定要控制好，过浅，针在真皮内，患者疼痛难忍；深过皮下组织就有造成气胸的危险。合理的深度是针尖已过真皮，刚好达于皮下组织的上部与真皮相交处，便压平针体，针尖指向臂部平刺。该处皮肤柔嫩，真皮薄，施针者切记！

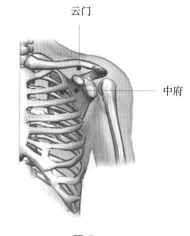

图5

肺经达于上臂后沿上臂内侧上缘向下行走。均走在赤白肉际上。赤白肉际到前臂和手上就清楚了，上臂靠皮肤颜色分辨较难，施针者应据前臂和手上赤白肉际向上臂延伸，定出那条交界线，手太阴肺经正是沿着这条线下行的。肺经在胸壁循行，经中府、云门穴后进入上肢，取穴时让患者前臂下垂，从腋横纹至肘横纹为9寸，3寸处是天府穴，4寸处是侠白穴。如果患者是男性或年轻女性，从天府穴拉水平横线应正对乳头，故天府穴应与乳头平齐。如果乳房下垂，这个标识就不清楚了，只有用骨度尺寸确定。也就是天府穴是在腋横纹到肘横

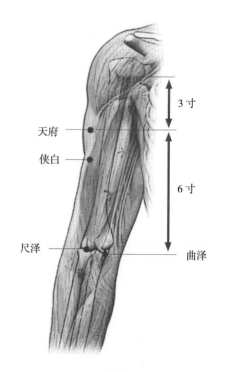

图6

纹的1/3处，由它向下1寸是侠白穴。尺泽穴屈肘时在肘纹头上顶部，该处正是肘横纹与赤白肉际带相交处。肘横纹向下5寸是孔最穴，孔最穴下是列缺穴，最好先

找到太渊穴再确定列缺穴。太渊穴是脉诊寸、关、尺的寸位。由它向上 1.5 寸是列缺穴。针刺太渊穴务必掉转针体，用针柄龙头由腕后高骨，即桡骨头向下推开桡动脉，或指端消毒后以指甲推开桡动脉再小心下针，万勿刺到桡动脉。列缺穴下是经渠穴，该穴在太渊穴上 1 寸。太渊穴下 1 寸是鱼际穴，鱼际穴在拇指下鱼际顶端，即拇指短展肌、短屈肌、对掌肌肌群顶端。手太阴肺经最后一个穴是少商穴，在拇指外甲根处。

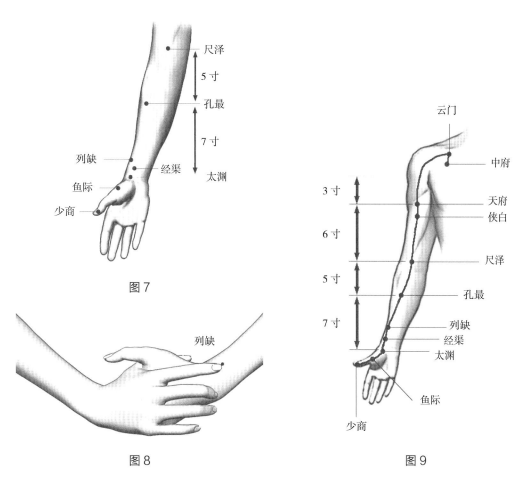

图 7

图 8

图 9

【注】

手太阴肺经上的穴位，通过刺、灸均能发挥止咳平喘的作用。少商穴可用于急救，对抽搐昏迷有治疗作用，咽喉疾病也往往选用少商穴。云门、中府穴可治疗胸痛。侠白、天府穴用治上肢疼痛。尺泽、孔最、经渠穴治疗肘、腕、上肢疼痛。中府、尺泽、鱼际穴均可用治瘰疬。孔最穴对痔疾有疗效，天府穴可止衄血，太渊用治无脉症。口眼㖞斜、头痛、项背痛可选列缺穴。手掌发热、外感诸疾可取鱼际穴。

手阳明大肠经

一、经络循行

【原文】

大肠手阳明之脉起于大指次指之端，循指上廉，出合谷两骨之间，上入两筋之中，循臂上廉入肘外廉，上臑外前廉，上肩，出髃骨之前廉，上出于柱骨之会上，下入缺盆，络肺，下膈，属大肠。其支者，从缺盆上颈，贯颊，入下齿中，还出挟口，交人中，左之右，右之左，上挟鼻孔。

《灵枢》卷三·经脉第十

【译文】

手阳明大肠经起始于大指次指之尖端，沿着手掌背侧上边缘，即食指的赤白肉际上行，达到第一掌骨、第二掌骨交叉处微微偏于食指侧，即合谷穴，再上行进入腕上部两筋之中，即拇指长伸肌、短伸肌在伸展拇指时两筋腱之间形成一凹陷处。再沿前臂外侧上缘进入肘关节外缘，上臑外前廉，即肱二头肌的外缘，达于肩顶，出于肩关节的前缘，再上出于脊柱骨手足三阳经交汇处，即第七颈椎下的大椎穴，下入于缺盆，再向下络绕于肺脏，再向下穿过膈肌，达于本经所属的大肠。它的分支从缺盆上颈部，贯穿于面颊，入于下齿，再从下齿上行于口。左右两经对称上于口则形成挟口上行的态势。两侧手阳明大肠经在鼻下人中穴交叉走向对侧，左侧的达于右侧，右侧的达于左侧，再上行形成挟鼻孔的态势。在这里与足阳明胃经交接。

手阳明大肠经经络循行示意图见图10。

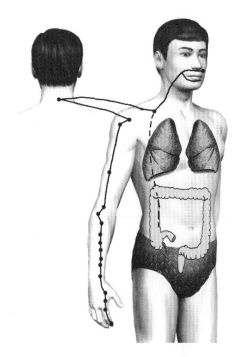

图10

二、经络主病

【原文】

是动则病齿痛颈肿。是主津液所生病者，目黄口干，鼽衄，喉痹，肩前臑痛，大指次指痛不用。气有余则当脉所过者热肿，虚则寒栗不复。为此诸病盛则写之，虚则补之，热则疾之，寒则留之，陷下则灸之，不盛不虚以经取之。盛者人迎大三倍于寸口，虚者人迎反小于寸口也。

《灵枢》卷三·经脉第十

【译文】

外邪侵入本经发生病变如牙痛、颈部肿胀。本经及所属脏器中津液发生病变则眼目发黄，口干，鼻流清涕或鼽血，咽喉肿痛闭塞，肩前及上臂疼痛，大指食指疼痛难于活动。邪气有余经脉经过其处则肿胀发热，邪气侵袭致正气已虚则发冷寒战难于自复。治疗上述疾病，本着邪盛则泻之、气虚则补之的原则，属热的速刺不留针，属寒的留针致气以祛寒。如遇气虚陷下则采用灸法。不盛不虚，经气不通则单以本经针刺疏通经气即可。邪实正盛者，人迎脉大于寸口脉3倍，正气已虚者，人迎脉反小于寸口脉。

三、经穴、主病歌

二十穴手阳明连，是主目黄口内干，
商阳甲根三二间，赤白肉际节后前，
歧骨陷中是合谷，阳溪掌后两筋间，
肱骨肘纹定曲池，曲池阳溪一线连，
腕上三寸是偏历，温溜五寸蛇头际，
三里上廉与下廉，二三四寸肘下取，
曲池一寸到肘髎，五里三寸臂臑七，
肩上歧骨是巨骨，肩峰举臂取肩髃，
扶突廉泉三寸程，直下一寸入天鼎，
鼻旁五分是迎香，翼下禾髎水沟平。
　　　　　※　※　※
急救指麻商阳找，疟疾寒热二间了，
合谷头面本经病，喉痹齿痛三间好，
局部邻近痛与木，阳溪而上至巨骨，
上肢百病应三穴，肩髃曲池与合谷，

腕中阳溪治头疼，腘下臂臑目不明，

曲池发热发隐疹，扶突天鼎项病停，

口眼㖞斜鼻中病，禾髎迎香取之灵。

【释义】

手阳明大肠经共 20 个腧穴（图 11 ~ 图 18），从商阳开始顺序是商阳、二间、三间、合谷、阳溪、偏历、温溜、下廉、上廉、手三里、曲池、肘髎、手五里、臂臑、肩髃、巨骨、天鼎、扶突、口禾髎、迎香。经穴、主病歌并不按此顺序。实际针灸治疗时，针灸医生为取穴准确，先要找准该经上位置明显、不易偏差的穴位，以这种穴位为准，再用与之相关距离找出其他穴位。本歌诀就是依据临床施针的实际编撰，有时也为合辙押韵的原因，颠倒经穴顺序。此原则在手太阴肺经中已有说明，以下介绍经络和经穴时不再赘述。

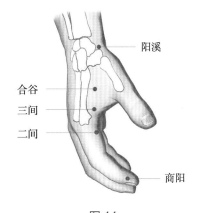

图 11

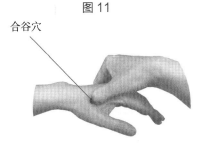

图 12

手阳明经 20 个穴位用以治疗外邪侵袭及本经本腑病从内生的疾病。更加突出的所治病症是耳聋和外感性疾病。商阳穴在食指桡骨侧甲根处，约距甲根 1 分。沿赤白肉际向上，食指根节与第二掌骨形成的掌指关节，关节前是二间，关节后是三间。沿赤白肉际向上延伸达于第一、第二掌骨交叉处，稍偏于食指侧是合谷穴。再向上达于腕，向上伸展大指时突起两根肌腱，即大指的长伸肌和短伸肌肌腱，两肌腱凹陷处是阳溪穴。屈肘肘纹外顶端与肱骨外上髁连线的中点是曲池穴。将阳溪和曲池连一条直线，腕上 3 寸是偏历穴，腕上 5 寸是温溜穴。用力握拳，让前臂肌肉显现，由肘向腕方向突起一条肌肉如蛇状指向阳溪，蛇头处正是温溜穴。其实很多经穴也如温溜穴，处于筋骨肌腱交叉处。在阳溪

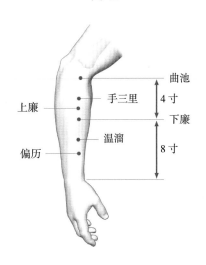

图 13

穴、曲池穴这条连线上，如果从曲池向阳溪方向取穴，肘下 2 寸是手三里穴，肘下 3 寸是上廉穴，肘下 4 寸是下廉穴。由曲池穴向上沿赤白肉际，上 1 寸是肘髎穴，3 寸是手五里穴，7 寸是臂臑穴。如果上臂赤白肉际不好观察，也可将曲池穴与肩髃穴连线，由曲池向上 3 寸是手五里穴，向上 7 寸是臂臑穴。肩上歧骨即肩胛骨与锁骨在靠肩峰相交叉处是巨骨穴。而肩髃穴在肩峰前缘。所谓肩峰是垂上臂时由上臂表面向上延伸，由肩上平面向外延伸这两个平面相交为肩峰。肩髃穴的另一个取法是将上臂伸直平举，肩峰形成两个凹陷，前方那个凹陷即肩髃穴。针刺时针体与肩峰垂直，针可刺入肩关节。但须嘱咐患者臂不要动，否则肱骨头会压弯、压住针体，如将针体压断就更加麻烦，切切注意。再向上经络分支由缺盆上达于颈部，有天鼎、扶突两穴，这两个穴的简便取法是先认出任脉的廉泉穴。该穴的取法是头微仰在喉结上缘与身体前正中线相交处。

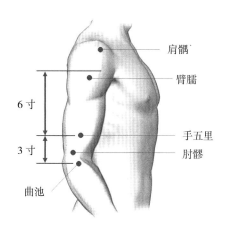

图 14

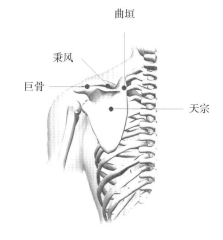

图 15

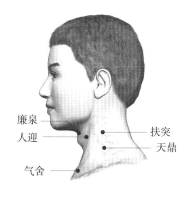

图 16

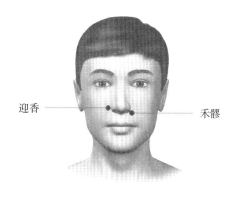

图 17

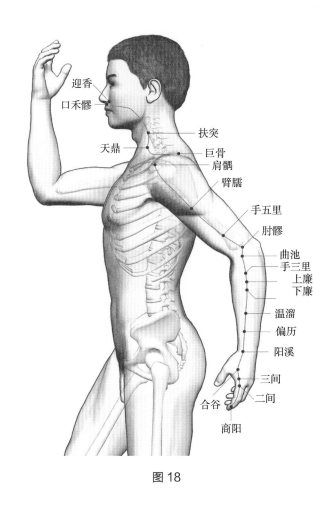

图 18

廉泉穴外 3 寸是左右扶突穴。扶突穴直下 1 寸是天鼎穴。两侧鼻翼旁 5 分是左右迎香穴。而鼻翼下与督脉水沟穴相平是口禾髎穴。而督脉水沟穴是在鼻下人中上 1/3 与下 2/3 相交处。

【注】

手指麻木、急救选取商阳穴。三间穴治疗手掌疼痛，二间穴可以治疗疟疾。合谷穴是手阳明大肠经重要穴位，头面部疾患及本经所治各种疾病均可选取合谷穴。以上 4 个穴位治疗牙疼、喉痹均有疗效。从阳溪到巨骨的臂上穴位，邻近取穴对臂部的麻木疼痛均有无争议的效果。肩髃、曲池、合谷穴对上肢的各种病症更是首选之穴。阳溪穴虽在腕中，远程取穴治疗头疼效果显著。灸刺臂臑穴有明目作用。曲池穴是治疗外感发烧的重要穴位，安全又有效，能祛风清热当然对发烧、皮肤瘾疹就有可靠的治疗作用。颈项部疾病邻近取扶突、天鼎穴无疑会有效。口眼㖞斜以及鼻部各类疾病取禾髎、迎香穴效果显著，缺点是针刺痛感过重。

足阳明胃经

一、经络循行

【原文】

　　胃足阳明之脉起于鼻之交頞中，旁纳太阳之脉，下循鼻外，入上齿中，还出挟口环唇，下交承浆，却循颐后下廉出大迎，循颊车上耳前，过客主人，循发际至额颅。其支者从大迎前下人迎，循喉咙入缺盆，下膈，属胃，络脾。其直者从缺盆下乳内廉，下挟脐入气街中。其支者起于胃口，下循腹里，下至气街中而合，以下髀关，抵伏兔，下膝膑中，下循胫外廉，下足跗，入中指内间。其支者下廉三寸而别，下入中指外间。其支者别跗上入大指间出其端。

　　　　　　　　　　　　　　　《灵枢》卷三·经脉第十

【译文】

　　足阳明胃经起于鼻旁的迎香穴，向上行到达鼻梁凹陷处。在这里，接纳了足太阳膀胱的经脉，该经脉的起点是眼大眦内缘的睛明穴。与足太阳膀胱经脉交接后向下行，正对瞳孔垂直向下，进入上齿中，再从上齿出来绕口而行，左右足阳明之脉在这里对称而绕口，就形成了挟口之势并在下唇下的承浆穴两脉相交。然后各向后走，沿着腮后的下缘出于大迎穴，这个穴是在咬肌前有动脉搏动处。经络继续前行到达下颌角，即颊车穴，它的取法是咬物时咬肌突起的高点，松弛时又形成肌肉凹陷处。从这里上行，路过耳前，再经过客主人穴，即足少阳胆经的上关穴，到达额角，折转向内，沿发际而行，到达额颅。额为前额骨，颅为头盖骨。经文并未讲明所到的终点，但其路径为循发际，所以到达之点应在督脉神庭穴稍下方的发际线上。神庭穴是在发际内 0.5 寸，而不在发际线上。所见如何，请学者正之。它的支脉从大迎前下人迎穴，沿喉咙入缺盆内侧，实为气舍穴，再横行至缺盆中与乳头直对的缺盆穴，下膈，到达本经所属的胃腑，再络绕于脾脏。它的直行经脉从缺盆穴下乳内，继续下行挟脐入气街，即气冲穴。另一条支脉起于胃口，沿腹内下行，达于气街，与直行经脉在此汇合。汇合后向下行到髀关穴，至于伏兔上，即股四头肌之上，实为股直肌肌腹中的伏兔穴。再向下行入于膝膑之中，再向下沿小腿外侧前缘下达于足背，向前入中趾内侧。又有一条支脉从膝下 3 寸的足三里穴分别而出，下入于中趾外侧。最后一条短的支脉从足背冲阳穴分别而出入大趾间，达于大趾的顶端，在此处与足太阴脾经相连接。

足阳明胃经经络循行示意图见图 19。

二、经络主病

【原文】

是动则病洒洒振寒，善呻数欠，颜黑。病至则恶人与火，闻木声则惕然而惊，心欲动，独闭户塞牖而处，甚则欲上高而歌，弃衣而走，贲响腹胀，是谓骭厥。是主血所生病者，狂疟温淫，汗出，鼽衄，口喝，唇胗，颈肿喉痹，大腹水肿，膝膑肿痛，循膺乳、气街、股、伏兔、骭外廉、足跗上皆痛，中指不用。气盛则身以前皆热，其有余于胃，则消谷善饥，溺色黄；气不足则身以前皆寒，栗；胃中寒则胀满。为此诸病，盛则写之，虚则补之，热则疾之，寒则留之，陷下则灸之，不盛不虚以经取之。盛者人迎大三倍于寸口，虚者人迎反小于寸口也。

《灵枢》卷三·经脉第十

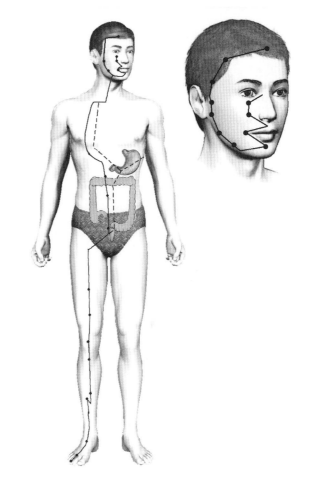

图 19

【译文】

外邪侵入本经出现身冷寒战，频频呻吟，不断哈欠，颜面无光泽。疾病发作时不愿意靠近人与火，系因虽形寒而实内热，高烧则烦躁而厌人靠近，热炽则喜凉恶热。闻木声则惊惕心悸，系因该经胃腑属土，木能克土，邪侵土虚故闻木声则惊悸。心烦则喜独处，关门闭户，甚则欲上高而歌、弃衣而走实为高热扰神，热盛致狂的精神症状。贲响腹胀为腹部症状，高热厌食、腹内空虚则肠鸣作响，热盛秘结，大便不下则腹胀。厥为寒，骭即胫骨古称。骭厥之症实为高热厥逆，内真热而外假寒，四肢反厥冷之病。骭厥这一古病名的释义是笔者的解释，盼望有识者正之。如本经所属的胃腑病从内生于血分发病，也有热盛致狂、寒战如疟、高热难退之症。汗出、流涕、鼻衄、嘴喝、口唇溃疡、脖颈肿痛、咽喉肿痛、腹部鼓胀水肿。胃主受纳，主气分而不主血，经文明确提出是主血所生病者，只能理解为脾统血，脾胃相表里之意。至于经文所述膝膑肿痛以下至中趾不用止，均为本经所经过的部位，腑经为病，所过之处必显症状。邪气盛于胃腑，身以前发热。热盛则伤阴，阴虚内热显现中消症状，食量增加，易于饥饿，但食而不为肌肤。内热盛则尿必黄。邪气伤正，正气已虚则身寒，甚至战栗。

至于经文有身以前皆寒的论述，笔者认为不应过于拘泥理解为只限身前寒。如刻意解释只能认为胃腑靠近前腹，胃部变化可从前腹触及。胃腑之后，有脊柱、脊背，胃部变化不易从背部感知。胃腑气虚有寒则胀满是因为胃气主下行，气虚有寒，气机不下，必致胃脘胀满。治疗以上各种病症仍遵盛则泻之、虚则补之的治疗大法。属热者宜疾刺而不留针，属寒的留针致气以祛寒，气虚下陷的采用灸法，经气不通，不能体现虚实的单以本经疏通经气即可。邪盛而正不虚者，人迎脉搏动幅度大于寸口脉3倍，正气已虚者人迎脉搏动小于寸口脉。

三、经穴、主病歌

四十五穴连胃经，目下四白一寸应，
承泣七分缘眶取，鼻旁巨髎瞳下清，
口角四分是地仓，肌前大迎脉伏扬，
曲颊陷中取颊车，颧骨弓下下关藏，
头维发际内五分，人迎寸半结喉旁，
锁上气舍对人迎，中央水突对天鼎，
缺盆气户到库房，屋翳膺窗到乳中，
乳中之下乳根取，胸穴一骨上下应。
脐旁二寸天枢应，腹部诸穴一寸程，
不容承满入梁门，关门太乙滑肉门，
天枢外陵下大巨，水道归来入气冲。
髀关直对膝膑中，横行恰与会阴平，
梁丘阴市抵伏兔，二三六寸膝上行，
膝眼陷中取犊鼻，下行三寸到三里，
上廉六寸下廉九，条口丰隆八寸取。
解溪足腕两筋中，冲阳足背最高峰，
陷谷内庭隔二寸，趾端厉兑根内庭。

※　※　※

头痛㖞劈头穴应，项穴喘咳与喉病，
胸痛咳嗽胸上取，腹痛腹胀腹穴灵，

外陵以下应小腹，天枢以上胃病应，

下肢痿痹股上取，膝下犊鼻到丰隆，

承泣四白眼病蠲，牙痛巨髎到下关，

下关颊车固颌脱，头维头痛人迎眩，

乳病乳根与膺窗，不容承满呕胀酸，

大巨水道利小溲，太乙滑肉狂与癫，

天枢归来调月经，天枢泻痢痛脐边，

阴市梁丘病在膝，麻痹冷痛碍膝关，

犊鼻膝病胃经病，祛痰化痰丰隆先，

解溪踝疾冲阳禁，陷谷以下治牙宣，

甲根厉兑能救急，陷谷内庭愈头颜。

【释义】

足阳明胃经共有 45 个腧穴（图 20 ~ 图 28）。目正视，瞳孔直下 1 寸的位置是四白穴，用指尖仔细摸，该穴下正是眶下孔的凹陷处，用指端稍加压会感觉眼内有微酸感。该穴直上，下眼眶边缘是承泣穴。其直下方，横行正对鼻翼下缘是巨髎穴。再直下横行正对口角是地仓穴，地仓穴距口角的距离是 4 分。再向下咬肌前有动脉搏动处是大迎穴。凡穴下有脉搏搏动均禁针。前文手太阴肺经太渊穴可治无脉症，施针实属无奈，操作时穴位和指尖消毒，用指尖推开桡动脉，从掌后高骨，即桡骨头处小心下针方可无虞。而本大迎穴不可施针。大迎穴外侧下颌角上，咬肌松弛时的凹陷处，咬肌紧张时隆起的高点是颊车穴。颊车上方颧骨弓下，下颌关节处是下关穴。施针时应让患者正常闭口。若开口施针，患者一旦闭口，下颌关节会压住、压弯针体。下关穴之上是头维穴，该穴处于额角发际内 0.5 寸，平行距前额正中线是 4.5 寸。本经在颈部有 3 个穴：人迎、水突、气舍。先取人迎，该穴在结喉平行线上，旁开 1.5 寸，为颈动脉搏动处。笔者主张此穴禁针。不

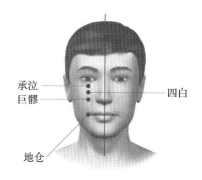

图 20

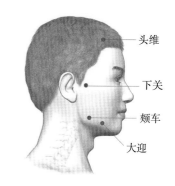

图 21

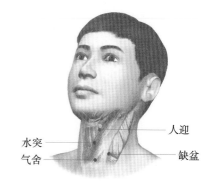

图 22

仅禁针，也不可以指用力按压，那样会反射
性引起心脏停搏。该穴直下锁骨窝上是气舍
穴。气舍穴与人迎穴中点是水突穴，该穴与
手阳明大肠经天鼎穴平行相对。从气舍穴横
行向外达于缺盆中点是缺盆穴。从缺盆穴直
下路过乳头达于乳根穴这条下行直线上，共
7个穴，分别是缺盆、气户、库房、屋翳、
膺窗、乳中、乳根。这7个穴每两个穴相隔
一骨，缺盆穴与气户穴相隔锁骨，其余为相

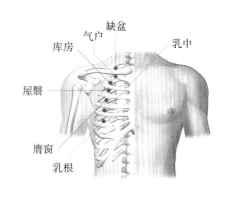

图 23

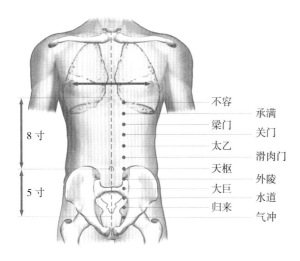

图 24

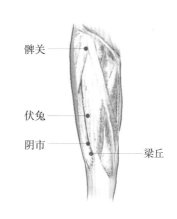

图 25

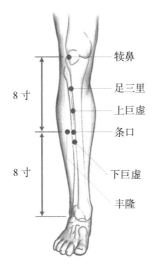

图 26

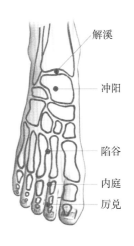

图 27

隔一根肋骨。从胸部最下一个穴乳根穴，向内斜下到达腹部的不容穴。腹部共 12 个穴，每两个穴之间相隔 1 寸，均在从不容穴到天枢穴再到气冲穴这条直线上。天枢穴在脐旁平行 2 寸处，气冲穴在阴毛外侧腹股沟中点股动脉搏动处。按由上到下的顺序分别是不容、承满、梁门、关门、太乙、滑肉门、天枢、外陵、大巨、水道、归来、气冲穴。下肢大腿前有 4 个穴，分别是髀关、伏兔、阴市、梁丘穴。取穴法是从髂前上棘到髌骨外缘连一直线，髀关穴是这条线上与会阴相平的位置。从髌骨上缘向上 2 寸是梁丘穴，3 寸是阴市穴，6 寸是伏兔穴。小腿上沿小腿外侧前缘有 6 个穴，分别是犊鼻、足三里、上廉（亦称上巨虚）、条口、丰隆、下廉（亦称下巨虚）。犊鼻在外膝眼中心，足三里在膝眼下 3 寸，膝眼下 6 寸是上巨虚，膝眼下 8 寸是条口，条口向后平行 1 寸是丰隆，膝眼下 9 寸是下巨虚。足上 5 穴的位置是，足腕前横纹中点两筋形成的陷窝中，即蹬长伸肌和趾长伸肌肌腱形成的陷窝中是解溪穴。足背高峰有足背动脉搏动点是冲阳穴，此搏动的脉搏古称跌阳脉，是三部九候的一个诊查点。此脉万不可伤，医谚曰：冲阳出血赴幽冥。足背二、三跖骨结合部凹陷处是陷谷。二趾趾根与三趾形成的趾缝处是内庭。二趾趾端外侧甲根处是厉兑。

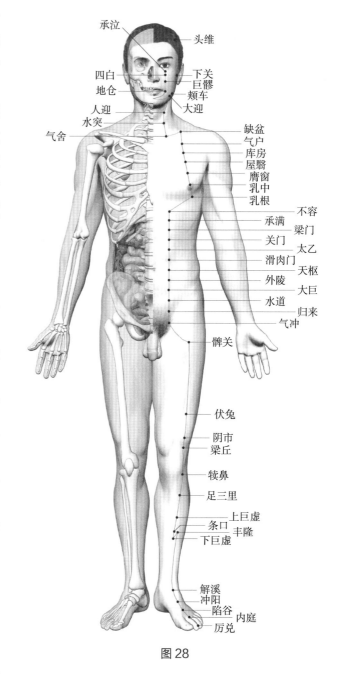

图 28

【注】

本经头、项、胸、腹上的穴位均可就近取穴治疗相应部位的疾患。头上诸穴可以治疗头痛、头晕、口眼㖞斜，项上的 4 穴治疗喘咳、咽喉部疾病。这 4 个穴笔者主张人迎穴不用。水突、气舍穴亦距颈动脉较近；缺盆穴下是肺尖，进针深了会致气胸，特别是肺气肿的患者，本身就肺胀，更有发生气胸的危险，施针均应如履薄冰。胸痛、咳嗽取胸上诸穴。从气户到乳根胸部共 6 个穴位，其中乳中只是个标志性穴位，不针不灸。其余 5 穴施针方向背向胸骨柄，针体与胸轴一致平斜进针，不可垂直于胸壁进针。腹痛、腹胀等肠胃疾患，就近取腹部的穴位疗效直接。腹部 12 个穴位中气冲穴下靠近股动脉，用针须特别小心，归来穴也需谨慎，其他的穴位就很安全。谚曰：背部薄如饼，腹部深如井，此之谓也。外陵穴以下大巨、水道、归来穴治疗小腹疾病应当首选，天枢以上的穴位不容、承满、梁门、关门、太乙、滑肉门对胃部疾患更有效应。下肢疼痛痿软疾患就近取下肢穴。犊鼻、足三里、上巨虚、条口、丰隆更是针灸医生最喜用安全又作用强的穴位。面部穴位承泣、四白治疗眼部疾患。巨髎、地仓、颊车、下关治疗牙痛，特别是下关、颊车使用最多，安全有效，手法好可一针病瘥。取穴要准，下针要狠，效果才好。当然也要看患者状况，老人、高血压患者、心脏病患者，虽患牙痛也不可像上面所说的准、狠用针，准是要准，千万别狠。下关、颊车两穴在下颌骨脱臼复位后，针刺、艾灸会起关节松弛、增强肌力、稳固下颌的作用。头维穴治头痛，人迎穴在理论上可治眩晕。但治眩晕办法很多，没必要拿人迎穴去冒险。乳腺疾病针与灸取乳根、膺窗效果直接。不容、承满对反胃、泛酸、呕吐、脘胀的疗效毋庸置疑。大巨、水道两穴可通利小便，用于肾性水肿、尿路感染及淋病等症。太乙、滑肉门可治癫、狂、郁证。月经不调可选取天枢、归来，天枢穴最常用于腹痛、腹泻、痢疾等病。阴市、梁丘穴用治膝关节各类疾病。膝关节病犊鼻穴更不可或缺。其实治疗足阳明胃经各类疾病的针灸配方中，犊鼻穴是优选之穴。祛痰、化痰自然要选取胸上穴位，而远程配以丰隆效果更佳。解溪穴治疗足踝部疾患。陷谷、内庭用治头面部疾患、牙龈肿痛。昏迷抽搐厉兑穴可起救急作用。

足太阴脾经

一、经络循行

【原文】

脾足太阴之脉起于大指之端，循指内侧白肉际过核骨后，上内踝前廉，上踹内，循胫骨后交出厥阴之前，上膝股内前廉，入腹，属脾，络胃，上膈，挟咽，连舌本，散舌下。其支者复从胃别上膈，注心中。

《灵枢》卷三·经脉第十

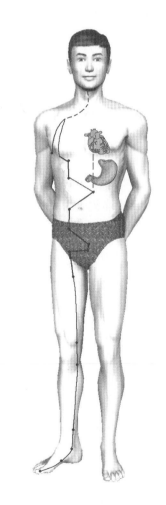

【译文】

足太阴脾经起于大趾的前端内侧，沿足内侧赤白肉际路过大趾根节与跖骨形成的关节，上达于踝关节内侧前缘，上踹，即小腿肚。经文用踹字，趾指踹踹通假字，古文常见，不必认为误写。从小腿肚内沿胫骨之后与足厥阴肝经在三阴交穴会合后行走于足厥阴肝经之前，上抵膝关节内侧前缘，再上大腿骨内侧前缘，进入腹内，抵达本经脉隶属于的脾脏，再络绕于胃，上膈肌，达咽部，左右两经对称从本侧达于咽，形成挟咽之势，再向上连到舌根，散于舌下。它的支脉另外从胃腑分别而出，穿过膈肌，注入心中，在这里与手少阴心经相连。

足太阴脾经经络循行示意图见图 29。

二、经络主病

【原文】

是动则病舌本强，食则呕，胃脘痛，腹胀，善噫，得后与气，则快然如衰，身体皆重。是主脾所生病者，舌本痛，体不能动摇，食不下，烦心，心下急痛，溏瘕泄，水闭，黄疸，不能卧，强立股膝内肿厥，足大指不用。为此诸病，盛则写之，虚则补之，热则疾之，寒则留之，陷下则灸之，不盛不虚以经取之。盛者，寸口大三倍于人迎，虚者，寸口反小于人

图 29

迎也。

《灵枢》卷三·经脉第十

【译文】

外邪侵入本经会造成舌根转动不灵，食后呕吐，胃痛，腹胀，多属消化障碍疾患。频频嗳气，排便、排气后觉舒，身体沉重。如本经所属的脾脏发生病变，舌根痛，身体难于活动，不欲饮食，食则作胀难下。心烦，心窝部剧烈疼痛，实为胃痛、胃痉挛之类。大便稀溏，下痢，水气内闭而大小便不通，发黄疸，难于平卧，勉强站立又会膝膑、大腿内肿胀发凉，足大趾难于活动。治疗这些病仍遵邪气实则用泻法，正气虚则用补法，属热的疾刺不留针，属寒的留针致气以祛寒，气虚下陷则艾灸以升提，经气郁滞不盛不虚的单取本经疏通经气以治。邪实正盛者寸口脉大于人迎脉，正气已虚寸口脉小于人迎脉。

三、经穴、主病歌

足上赤白胫骨后，二十一穴脾经流，
隐白一分甲根求，大都节前太白后，
太白公孙隔一寸，内踝前陷取商丘，
踝上三寸三阴交，地机八寸漏谷六，
内辅骨下阴陵泉，血海二寸膝上廉，
箕门血海隔六寸，冲门耻骨上边缘，
冲门七分到府舍，大横腹结一寸三，
神阙四寸到大横，大横腹哀三寸程，
中庭六寸到食窦，天溪胸乡到周荣，
四穴相隔一寸六，腋下大包六寸行。

※　※　※

太白以下止泻利，隐白止漏能救急，
公孙之下胃腹痛，胃痛尤以公孙奇，
呕吐隐白到商丘，商丘黄疸腹胀急，
三阴交能治失眠，生育月经小溲疾，
腹胀肠鸣取漏谷，月事血海到地机，
水肿地机阴陵泉，箕门陵泉癃闭医，
腹痛泻利取腹穴，疝痛冲门到腹结，
腹结尤能通便秘，胸穴止痛在胸胁，
喘咳天溪到周荣，穴之所在病所劫。

【释义】

取穴的第一前提是找准经络走行。足太阴脾经、足厥阴肝经、足少阴肾经，足之三阴经都起于足，从足走腹。在下肢循行阶段，均走内侧阴面。太阴在前，厥阴居中，少阴于后。足太阴脾经（图30~图35）足上5穴从隐白到商丘均在足内侧赤白肉际上；小腿上4穴从三阴交到阴陵泉均在小腿内侧前缘，实为紧贴胫骨后缘。隐白穴在蹬趾内侧距甲根1分的位置。大都穴在蹬趾根节与跖骨形成的关节前，太白穴在该关节后，太白向上1寸是公孙穴，再向上内踝前缘凹陷处是商丘穴。内踝骨顶端上3寸（即患者手五指并拢，食、中、环、小四指的距离，又称"一夫"）为三阴交穴，这是一个极重要的穴位，一穴控3经，为治疗妇科疾病不可或缺的穴位。取穴方便，安全可靠。指下针感、针灸反应、治疗配方施治者要潜心体味，充分发挥其治病健身的作用。沿着前面所述本经走行，踝尖上6寸是漏谷穴，上8寸是地机穴。达于胫骨粗隆下，古称内辅骨下，是阴陵泉穴，这也是阴经的重要穴位，务请重视。血海穴在髌骨内缘上2

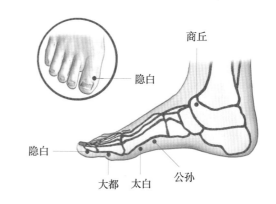

图30

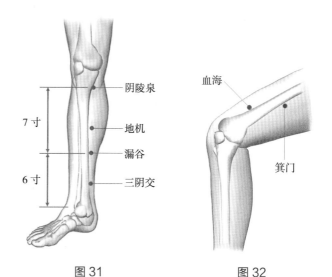

图31　　　　图32

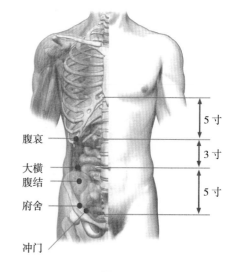

图33

寸，血海穴再向上 6 寸是箕门穴，该穴在血海
与冲门穴的连线上。冲门穴在腹股沟外侧，耻
骨联合上缘，从腹中线向外旁开三寸半。冲
门穴向外斜上 7 分是府舍穴。府舍、腹结、大
横、腹哀这 4 个穴位在脐旁 4 寸的一条竖线上，
大横穴平行与脐中心即任脉的神阙穴相对，大
横下 1.3 寸是腹结穴，大横上 3 寸是腹哀穴。
由腹哀穴向内斜上，在胸骨柄与剑突根部，解
剖学称胸剑联合的位置抵达胸腹正中线，这个
位置是任脉的中庭穴，本经在此与任脉沟通。

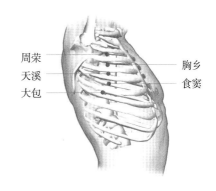

图 34

脾经统血，任主胞胎，经血旺盛，血养胞胎，终究离不开脾统血的功能。治疗生
育、经血之病，除取冲、任穴外，当合本经腧穴。足太阴脾经与任脉交汇后，横行

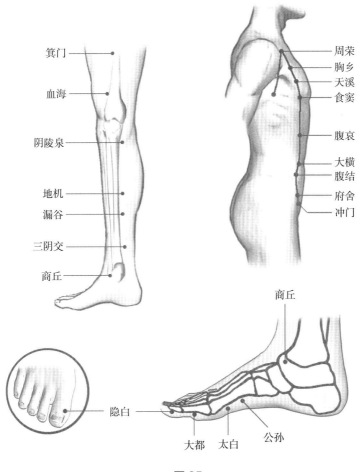

图 35

向外，达于侧胸部，在距胸部中线 6 寸的位置再垂直上行，由下向上共 4 个穴，分别是食窦、天溪、胸乡、周荣。每两个穴相距 1.6 寸，实为一根肋骨之隔。食窦穴与中庭穴平行相对，在第五肋间，天溪穴在第四肋间，胸乡穴在第三肋间，周荣穴在第二肋间，该穴平行与胸骨角相对。本经达到周荣穴后，转向外下，在腋下 6 寸的腋中线上，实为第六肋间，达于大包穴。本经由此穴内注于心中，与手少阴心经交接。

【注】

隐白、大都、太白穴均有止泻功能，用于腹泻、下利等病。隐白穴可调经止崩漏下血，并用于昏迷抽搐的急救。隐白到公孙穴对胃痛、腹痛均有很好的治疗作用，其中公孙穴效果更加神奇。当然穴位的疗效与施针者的手法是密切相关的。隐白到商丘穴均有很好的止吐作用，实为行气降逆、调理胃肠气机的作用。胃肠气机以下行为顺，并不限于降逆止呕，凡胃肠气机不顺的各种病症均可选用上述穴位。商丘穴对消除黄疸有独到之处。三阴交穴可治疗失眠、月经不调、崩漏带下、不孕不育、胎动早产、尿频尿急、癃闭不通诸症。据笔者观察人在 60~70 岁这一老龄段，尤其是女性，往往出现精神抑郁、烦躁易怒、失眠、咽中异物感、潮热汗出、周身不适，非止一处，莫名所苦，疑虑罹病，反复到医院检查，往往无明确诊断，但个人却仍难释怀。这一系列症状多为精神障碍。这一症候群笔者命名为二更症。如果针灸治疗，必用三阴交穴。脾胃主消化，为后天之本，脾脏统血，所以本经腧穴均有调理胃肠、调经、治疗血分病的功能，不限上述所列诸穴。腹胀肠鸣可取漏谷穴，月事、血分病可选地机穴。地机、阴陵泉治疗水肿，箕门、阴陵泉可治疗癃闭，老年男性前列腺肥大即属此症。疝症可就近选取冲门、府舍、腹结。但只是缓解症状，根治仍需外科手术。通便腹结穴首选。胸痛等胸部疾患及咳嗽喘促等病可选用本经位于胸壁上的穴位。

手少阴心经

一、经络循行

【原文】

心手少阴之脉起于心中，出属心系，下膈，络小肠。其支者从心系上挟咽，系目系。其直者复从心系却上肺，下出腋下，循臑内后廉，行手太阴心主之后，下肘内，循臂内后廉，抵掌后锐骨之端，入掌内后廉，循小指之内，出其端。

《灵枢》卷三·经脉第十

【译文】

手少阴心经从心中发出，向上行，出离心中，属络于心脏上端的大动脉，即主动脉、肺动脉，转而向下，穿过膈肌，络绕于小肠。它的支脉从心上大动脉上行，达于咽部，左右两脉对称而行，形成挟咽之势，再上行系连于眼后与脑相连的脉络。它直行的经脉也从心脏上部的大动脉出发，反转旁行达于肺，从肺出腋下，再走上肢，从上臂内侧下缘，即肱二头肌下缘行走于手太阴肺经、手厥阴心包经之后，下抵肘内侧下缘，再沿前臂内侧下缘抵达手掌后小指侧高骨顶端，入于掌内侧下缘，沿小指内侧抵达小指端。在这里与手太阳小肠经交会。需要说明的是对心系的释文出于己见。《灵枢》在十二经循行文中提到肺系、目系、心系这三系。1963 年版《灵枢经白话解》中肺系直言就是气管，目系为眼球内联于脑的脉络。这两系均为物上端蒂系之意，形似果类之上蒂。而心系则引滑伯仁语："五脏系皆通于心，而心通五脏系也。"滑氏所说的是五脏系，并非心系。语意泛泛，不足为引。按肺、目两系之解，理解为心上大动脉为妥。经文"其支者从心系上挟咽"的走行与此解相符。

手少阴心经经络循行示意图见图 36。

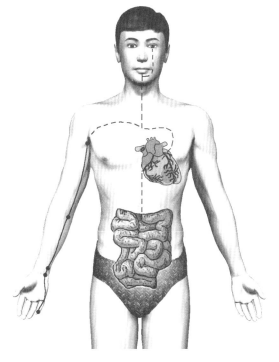

图 36

二、经络主病

【原文】

是动则病嗌干，心痛，渴而欲饮，是为臂厥。是主心所生病者目黄，胁痛，臑臂内后廉痛，厥，掌中热痛。为此诸病盛则写之，虚则补之，热则疾之，寒则留之，陷下则灸之，不盛不虚以经取之。盛者寸口大再倍于人迎，虚者寸口反小于人迎也。

《灵枢》卷三·经脉第十

【译文】

外邪侵入本经会出现心痛、渴欲饮水的症状。这是因为本经内行于心、肺、小肠，外循于上臂、肘、手。经气逆乱，所过之处出现上述症状，病名为臂厥。如果本经所属系的心脏气机不顺病从内生，就会出现两目发黄、胸胁疼痛、上臂内侧下缘疼痛发凉、掌中发热而痛。出现症状的部位，也是本经循行之处，也属气机不顺的反应，并非真心之病。古谚："真心疼必死，真头痛必亡。"如果真心痛即心肌梗死发生，当时不可施针。不是真心痛发生，仅是经文所列上述病症，则遵照邪盛则泻之、正虚则补之的治疗大法，属实热的速刺不留针，属寒的留针致气以祛寒，气虚下陷艾灸以升提，经气阻滞无虚实可言的单取本经疏通经气以治。邪盛正实寸口脉大于人迎脉，几乎是其二倍；病久致虚寸口脉则小于人迎脉。

三、经穴、主病歌

心经九穴细端详，是动是主心神殃，
喜笑癫狂发谵语，盗汗暴喑舌本强，
极泉腋内两筋中，肘上三寸是青灵，
纹头少海五分取，肌内神门入腕中，
阴郄通里与灵道，均隔五分臂上行，
握拳指间取少府，小指甲内乃少冲。

※　※　※

手指肘臂麻与疼，心悸心疼九穴应，
极泉痛而在胸胁，肘臂尤宜取青灵，
少海瘰疬肘臂急，灵道通里暴喑疾，
又治舌强语不得，吐血盗汗乃阴郄，
神门心神与癫狂，掌热掌痛少府宜，
少冲本属十二井，救急善能治昏迷。

【释义】

　　手太阴肺经、手厥阴心包经、手少阴心经，这3条经脉均起于胸，沿上臂阴面，即内侧面达于手。太阴在前，厥阴在中，少阴在后。亦即太阴沿上臂、下臂的前缘，举臂时为上缘走行。厥阴走中间，少阴则沿上肢内侧后缘，举臂时为下缘行走（图37~图40）。极泉穴在腋内两筋之中，即腋窝中心，针刺时要避开腋动脉。凡下有动脉搏动的穴位，能不针刺尽量不针刺。青灵穴在肘上3寸。屈肘，肘横纹头外5分，即肘纹头与肱骨内上髁连线中点是少海穴。神门穴在腕横纹尺骨侧的陷窝中。实为尺侧腕屈肌腱内侧陷窝中。神门穴之上还有阴郄、通里、灵道3个穴。阴郄穴在腕横纹上5分，通里穴在腕横纹上1寸，灵道穴在腕横纹上1.5寸。少府穴在手掌第四、第五掌骨间，握拳时在小指与无名指指端缝隙间。小指甲根内侧1分处是少冲穴。

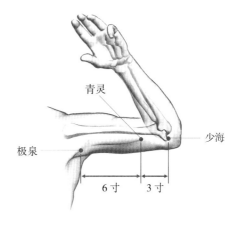

图 37

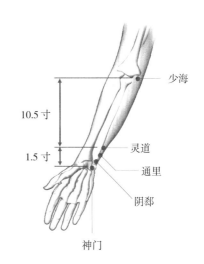

图 38

【注】

　　心悸、心疼、上肢及手部疼痛麻木等病心经九穴均可选用。胸胁疼痛可选极泉穴，肘臂疼痛近取青灵穴。少海穴除就近取穴治疗肘臂疼痛挛急外，对瘰疬有很好疗效。瘰疬为淋巴结疾患，如淋巴结结核、淋巴结炎之类。通里、灵道穴可治突然暗哑，又可治疗舌根发硬、言语模糊等。阴郄穴可止吐血、阴虚盗汗等病。神门穴治心神不宁、心悸怔忡、抑郁烦躁、少寐多梦、精神分裂症等各类精神、神经疾患。前文笔者所述的二

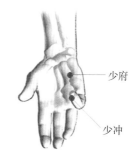

图 39

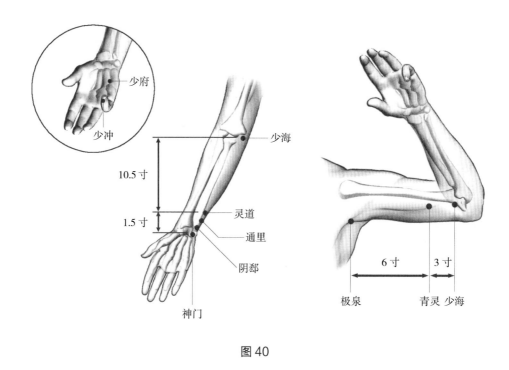

少府

少冲

少海

10.5 寸

灵道

1.5 寸

通里

阴郄

神门

6 寸

3 寸

极泉

青灵 少海

图 40

更症，三阴交、神门均属必选之穴。掌热、掌痛等手掌疾患近取少府穴疗效肯定。少冲穴为十二井穴之一，昏迷抽搐用于急救医界尽知。

手太阳小肠经

一、经络循行

【原文】

小肠手太阳之脉，起于小指之端，循手外侧，上腕出踝中，直上循臂骨下廉，出肘内侧两筋之间，上循臑外后廉，出肩解，绕肩胛，交肩上，入缺盆，络心，循咽，下膈，抵胃，属小肠。其支者从缺盆循颈，上颊，至目锐眦，却入耳中。其支者别颊，上𫐎，抵鼻，至目内眦，斜络于颧。

《灵枢》卷三·经脉第十

【译文】

手太阳小肠经起于小指顶端，沿着手外侧下部赤白肉际上达于腕部，出到腕后小指侧高骨上，实为尺骨茎突上，再向上沿前臂外侧下缘，即尺骨下缘，出于肘的两骨之间，经文为两筋之间。按本经在肘部只有小海穴，该穴是在尺骨鹰嘴与肱骨内上髁中间，确系两骨之间更明确。该经从这里继续向上沿着上臂外侧后缘上出于肩关节，绕行肩胛骨，达于肩上，再向前进入缺盆，由此进入胸内，绕络于心上，继续顺食管穿过膈肌，达于胃腑，属络于本腑小肠。它的支脉从缺盆向上，沿颈部上抵面颊，达于目外眦，再由此反转进入耳中。另外一条支脉从前一条支脉由面颊上分出，上出于上颌骨上部，抵达于鼻，再进而到目内眦，即大眼角处，再由此折返散络于颧骨部。本经在目内眦与足太阳膀胱经连接。

手太阳小肠经经络循行示意图见图41。

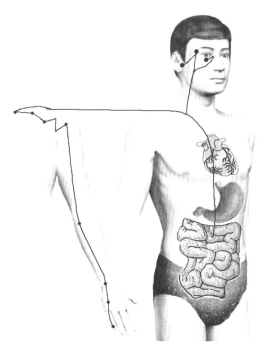

图41

二、经络主病

【原文】

是动则病嗌痛，颔肿不可以顾，肩似拔，臑似折。是主液所生病者，耳聋，目黄，颊肿，颈、颔、肩、臑、肘、臂外后廉痛。为此诸病盛则写之，虚则补之，热则疾之，寒则留之，陷下则灸之，不盛不虚以经取之。盛者人迎大再倍于寸口，虚者人迎反小于寸口也。

《灵枢》卷三·经脉第十

【译文】

外邪侵入本经会发生咽喉疼痛，下颌肿痛致头部不敢转动。肩痛如有外力牵拔，上肢痛如折断。是主液所生病者，系因"小肠者受承之官，化物出焉"（《黄帝内经·素问》灵兰秘典论），传输化物，分清利浊，皆为液。清者为精微，溥布周身；浊者为糟粕转送膀胱与大肠，故称液所生病者。小肠为病，清浊之液难分，则会出现耳聋，目睛发黄，面颊肿胀，颈部、下颌部、肩部、上肢、肘臂外侧后缘疼痛。发病部位皆为本经循行之处。治疗这些病仍需遵循邪盛则泻、正虚则补的治病大法，属热的速刺不留针，属寒的留针致气以祛寒，气虚下陷则艾灸以升提，经气郁滞难辨虚实的单取本经疏通经气以治。邪实正盛人迎脉大于寸口脉两倍，正气已虚人迎脉则小于寸口脉。人迎寸口脉之大小望同道细心体察，深思经义，或可在人体生理病理上有所发现，经文反复论及定有其理。

三、经穴、主病歌

十九腧穴手太阳，少泽小指甲根旁，
前谷后溪隔本节，腕骨阳谷以骨量，
养老转手取踝空，小海肘内两骨中，
阳谷小海连一线，支正腕上五寸应，
肩贞腋纹上一寸，臑俞二寸冈下清，
冈下天宗对神道，直对冈上取秉风，
秉风寸半到曲垣，外俞陶道三寸联，
中俞大椎隔二寸，肌外天窗对廉泉，
天容耳下曲颊后，颧髎颧骨下边缘，
颧髎锐眦遥相对，听宫张口陷耳前。

　　　　　※　　※　　※

肩臂肘手疼与木，少泽直到肩中俞，
眼病前谷到支正，小海之下耳病苏，

少泽催乳能救急，疟疾头痛取后溪，
腕骨黄疸支正眩，养老能把癃闭医，
肩中俞治头项疼，喘咳外俞到天容，
瘿气暴喑取天窗，天容耳疾与牙疼，
颧髎㖞斜头面楚，耳病不可忘听宫。

【释义】

手三阳经均起于手走于头，均循手臂外侧阳面而行。阳明在前，少阳在中，太阳在后。手太阳小肠经沿手外侧后缘赤白肉际上行，沿前臂外侧后缘上达上臂外侧后缘，达肩上头面。取穴时不可专注尺寸而忽略本经循行（图42～图45）。少泽在小指尺侧甲根旁1分，即0.1寸处。小指根节与第五掌指关节，在紧贴关节处，其前是前谷，其后是后溪。不要忘记这两个穴均在赤白肉际上。由赤白肉际向上达腕横纹外末端，有一圆形骨，解剖学称三角骨，其前为腕骨，其后为阳谷。再向上，腕后非常突出的高骨是尺骨茎突。用指尖点于该骨顶端，然后这只手手掌面向胸，继续转掌至小指侧对向胸时，指尖所点骨尖沉下，该处反成一凹陷，这一筋骨凹陷处便是养老穴。取穴如此，针刺下针也如此，合理的姿势是手掌面胸，于凹陷深处进针。循经向上达于肘端，尺骨鹰嘴与肱骨内上髁中间是小海穴。由小海向阳谷穴连线，腕横纹上5寸是支正穴。再向上，垂臂，腋纹头上1寸是肩贞，上2寸是臑俞。臑俞已达肩胛冈下缘。取穴时可以指先轻按肩胛冈，对准腋纹，取穴指渐向下移，达于下凹陷处便是臑俞。其实大多穴位是在骨空、两筋间、筋骨凹陷处。指尖向下稍重按有酸、胀、麻感，应取穴正确。再循经而上达天宗穴。该穴在肩胛冈下窝中央，从肩胛下角向上画垂直线，平行正对督脉神道穴，也就是平对第五胸椎下，就是

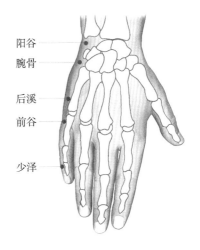

阳谷
腕骨
后溪
前谷
少泽

图 42

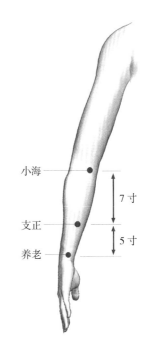

小海
7寸
支正
5寸
养老

图 43

此穴。由天宗穴直上，越过肩胛冈达于肩胛冈
上窝深处是秉风穴。由秉风穴向内，即向颈部
平走 1.5 寸是曲垣穴。由曲垣穴向上，上行至
与督脉陶道穴相对，距陶道 3 寸，与第一胸椎
下缘平行相对的位置是肩外俞穴。再向上是肩
中俞穴，该穴平行相距督脉大椎穴 2 寸，也就
是 2 寸距离，平对第七颈椎下缘。再向上胸锁
乳突肌后缘与任脉廉泉平行相对是天窗穴。再
向上至下颌角后，向上正对耳屏前缘是天容
穴。天容穴上是颧髎穴，该穴平对颧骨下缘，
向上直对外眼角。耳屏前，张口呈陷窝处是听宫穴。该穴施针时让患者微微张口，
留针时保持张口姿势。

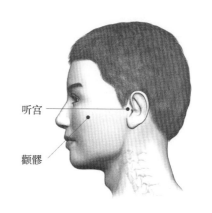

图 44

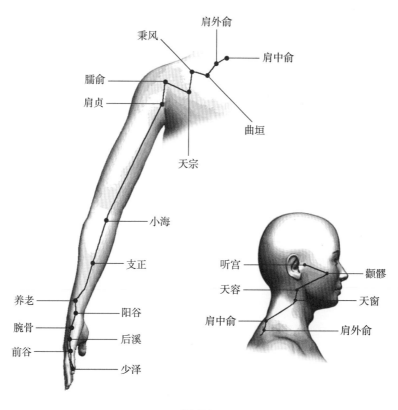

图 45

【注】

从少泽穴起直到肩中俞穴都可就近取穴治疗肩臂肘手局部的疼痛、麻木痹证、

挫伤等病症。前谷、后溪、腕骨、阳谷、养老、支正 6 穴均可治疗眼科疾患。而从少泽至小海这 8 个穴位均可治疗耳病。少泽穴是昏迷抽搐的急救穴位，并有催乳作用。后溪穴治疗头痛、疟疾。腕骨穴可消除黄疸。支正穴对眩晕有显效。养老穴可治疗癃闭，从穴名便知对老年病疗效非同一般。小肠升清化浊，转输糟粕，对精气不足、癃闭便秘之症本经其他穴位亦有作用，不独限于养老穴。肩中俞穴治疗头项疼痛。而咳嗽气喘可选肩外俞、肩中俞、天窗、天容穴。天窗穴的特殊作用是治疗气瘿、瘖哑，气瘿即甲状腺肿大。天容穴用于耳病、牙疼。颧髎穴用治口眼㖞斜、头面疼痛。而各类耳病的治疗均可选用听宫穴。

足太阳膀胱经

一、经络循行

【原文】

膀胱足太阳之脉起于目内眦，上额，交巅。其支者从巅至耳上角。其直者从巅入络脑，还出别下项，循肩膊内挟脊抵腰中，入循膂，络肾，属膀胱。其支者从腰中下挟脊，贯臀，入腘中。其支者从膊内左右别下贯胛，挟脊内，过髀枢，循髀外，从后廉下合腘中，以下贯踹内，出外踝之后，循京骨，至小指外侧。

《灵枢》卷三·经脉第十

【译文】

足太阳膀胱经起始于目内眦，即大眼角，由此上额，抵于头顶的百会处。经文用交字，是主经抵巅顶，又有两条支脉由此发出，形成交会态势。那两条支脉的一条从巅顶发出后，上耳壳，止于耳的上角；再一条从巅顶出发向颅内入络于脑髓，再从脑髓返回颅外，下到后颈部，沿着肩胛区内侧，挟脊柱下行，沿脊柱两侧肌肉的深部走行，在腰部入腹内，络绕于肾，向下抵属于该经的本腑膀胱。其支脉从腰部下行，挟脊柱下行贯穿于臀，再下行达于膝腘窝。另外一条支脉从肩胛区向下贯穿肩胛。经文述左右别下贯胛应指脊柱两侧的膀胱经分别从各自一侧贯穿肩胛，之后挟脊柱向下，路过大转子，沿其外侧，从其后下抵膝腘窝，与前一条支脉会合。然后下行，贯穿小腿肚，从小腿肚深部抵足外踝后部，转沿足外缘赤白肉际，路过小趾后部圆形高骨，即第五趾骨粗隆，抵于小趾外侧端。在该处同足少阴肾经相接。

足太阳膀胱经经络循行示意图见图46。

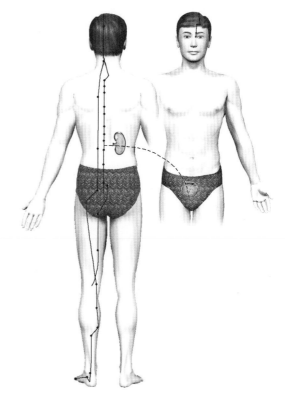

图46

二、经络主病

【原文】

是动则病冲头痛，目似脱，项如拔，脊痛，腰似折，髀不可以曲，腘如结，踹如裂，是为踝厥。是主筋所生病者，痔、疟、狂、癫疾，头囟、项痛，目黄，泪出，鼽衄，项、背、腰、尻、腘、踹、脚皆痛，小指不用。为此诸病，盛则泻之，虚则补之，热则疾之，寒则留之，陷下则灸之，不盛不虚以经取之。盛者，人迎大再倍于寸口，虚者，人迎反小于寸口也。

《灵枢》卷三·经脉第十

【译文】

外邪侵入本经使经气逆乱，则出现头部如有气上冲样攻冲性疼痛，两眼如目珠脱出样痛，颈项如被强力拔伸，脊柱疼痛，腰痛如折断，髋关节不能屈曲，膝腘窝如被绳捆绑，腿肚如裂开。以上诸症皆因经气上逆，足踝不温，统称为踝厥。如本经隶属于的膀胱本腑发病，则会出现痔疾、疟疾、发狂、发癫。头囟颈项疼痛，眼发黄，迎风流泪，鼻流清涕，鼻衄血，颈项、后背、腰、臀部、膝腘窝、腿肚、脚这一路本经所经过之处均疼，足小趾不能活动。治疗上述病症仍遵循邪实正盛用泻法、正气已虚用补法的治疗原则。属热的速刺不留针，属寒的留针致气以祛寒。气虚下陷的用艾灸升提。经气郁滞难言虚实的单取本经疏通经气即可。邪实正盛人迎脉搏大于寸口脉搏的两倍，正气已虚人迎脉较寸口脉搏为小。经文论述本腑发病时，文字为是主筋所生病，对此《灵枢经白话解》注释为足太阳经之阳气不足以柔养筋而致病。此解似较牵强，本人尚无他解，姑且存之，待高明者发蒙。

三、经穴、主病歌

六十七穴膀胱经，眦内一分取睛明，
直上眉头是攒竹，眉冲五分对神庭，
神庭寸半是曲差，五处寸半平上星，
承光通天到络却，一寸五分向后行，
玉枕寸三对脑户，天柱寸三哑门平。
背对八椎穴独无，内侧一椎向下数，
大杼风门与肺俞，厥阴心督到膈俞，
肝胆脾胃三焦肾，气海大肠关元俞，
小肠膀胱到中膂，二十一下白环俞。
上髎距中约一寸，横行直对小肠俞，
一指相隔定八髎，会阳五分对间骨。

外侧二椎向下量，附分魄户到膏肓，
神堂谚谵入膈关，魂门之下取阳纲，
意舍胃仓到肓门，志室位于十四旁，
二十一旁是秩边，十九椎旁是胞肓。
承扶臀皱襞中央，委中腘里屈腿量，
二穴中间是殷门，浮郄一寸下委阳，
委阳一寸委中外，承筋五寸二合阳，
承山腨肠分肉寻，飞扬七寸对昆仑，
跗阳昆仑上三寸，昆仑外踝后五分，
踝下五分是申脉，昆仑寸半到仆参，
申脉五分到金门，骨下稍前京骨寻，
束骨通谷隔本节，小趾甲根取至阴。

※　※　※

眼疾睛明到五处，头痛攒竹至天柱，
眼疾尤需取睛明，攒竹㖞斜眉棱楚，
眉冲曲差鼻中病，癫痫可以取五处，
通天眩晕鼻中塞，喉疾眼疾取天柱，
天柱项强不自如，喘咳大杼到膈俞，
大杼风门感风寒，解表清热风可疏，
肺俞泄热治痨瘵，喘咳发烧胸不舒，
心痛厥阴到督俞，神志心神取心俞，
七椎之旁血之会，吐衄呕恶取膈俞，
肝俞以下到三焦，腹胀痛而在背腰，
肝俞胆俞胁肋痛，肝治目疾胆黄消，
脾俞腹痛与泄泻，水肿痰疾疗效高，
胃俞胃痛呕难食，完谷水肿痢三焦，
生育小溲腰骶痛，肾俞起始八髎终，
气海痔疾大肠秘，肾经百病肾俞灵，
泻利关元大小肠，小肠遗尿和遗精，
膀胱遗尿与癃闭，疝痛痢疾中膂应，
生育腰髋取白环，会阳腰骶带下完，
诸俞可以相对参，心肾肺胃胆膈肝，
附分谚谵痛肩背，发汗可以散风寒，

膏肓虚劳与劳瘵，喘咳附分到膈关，
魂门起始肓门终，胃疼吐泻与胁疼，
意舍腹痛肓门秘，魂门腰背病肝经，
腰髋志室到秩边，胞肓痔疾大便艰，
秩边腰疼下肢病，股膝承扶委中间，
大小便难取承扶，痔疾臀骶痛不堪，
下肢委阳与委中，委阳淋济溲不通，
吐泻霍乱委中取，风寒肾虚腰背轻，
膝胫合阳跗阳间，转筋合阳到承山，
合阳崩漏承筋痔，承山痔疾目赤眩，
头痛目眩飞扬取，腰背之症亦可痊，
跗阳以下到至阴，头痛眩晕俱可针，
足踝疼痛与癫痫，昆仑以下到至阴，
昆仑难产衣不下，腰脚疼痛与转筋，
申脉阳痫腰脚痛，足跟疼痛取仆参，
头项强痛取束骨，头痛目眩通谷针，
遗精癃闭正胎位，救急甲根取至阴。

【释义】

足太阳膀胱经（图 47～图 54）除与他经交会、穴位共属者外，属于本经的穴位有 67 个，起始的第一个穴位是睛明穴，在内眦外 1 分的大眼角上。这个穴针刺时要让过眼球。在实际针灸医疗中，有内外睛明之分。上面所说为外睛明，内睛明就在大眼角内的泪囊上。内外睛明进针宜浅，禁提插捣摇，禁艾灸。由睛明穴直上，眉头上是攒竹穴。攒竹穴再直上入发际 5 分是眉冲穴，该穴与督脉的神庭穴平行相对，神庭穴在头面正中线上入发际 5 分。由眉冲穴平行向外是曲差穴，曲差穴距神庭穴 1.5 寸。由曲差穴向上 5 分是五处穴，五处穴入发际 1 寸，也在距正中线 1.5 寸的位置，该穴与督脉的上星穴平行相对。由五处穴再向上，也是距离正中线 1.5 寸的那条线，还有承光、通天、络却 3 穴。这 3 个穴之间的相

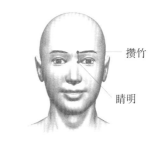

图 47

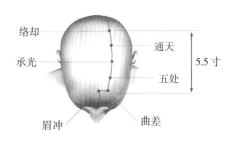

图 48

隔距离均同于五处穴到承光穴的 1.5 寸的距离，即以 1.5 寸的等距上行。络却穴前行是玉枕穴，玉枕穴距正中线 1.3 寸，与督脉脑户穴平行相对。玉枕穴再向前是天柱穴，天柱穴距正中线也是 1.3 寸，与督脉哑门穴平行相对。

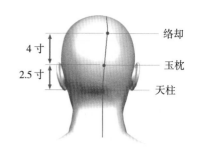

图 49

足太阳膀胱经在背部分两条经脉挟脊下行。内侧一条距正中线 1.5 寸，外侧一条距正中线 3 寸。内侧一条有 20 个穴位，外侧一条有 14 个穴位。这些穴位的特点是与相应椎体下缘相对。而到第八胸椎下内外两条经络上均无与之相对的穴位。这一点应细究，既然该位置无经穴，针刺时也不要在此处贸然施针，该处经穴阙如必有其理。为便于记忆，取穴准确，笔者把胸、腰、骶椎连续起来，由第一胸椎向下数到骶椎末，共 21 个椎体。四节骶椎虽已一体，但也分而计数。歌诀把穴位连续排列，即七椎下和九椎下连续排列，应知内侧线膈俞穴平对于七椎下，肝俞穴平对于九椎下。外侧线膈关穴平对于七椎下，魂门穴平对于九椎下。

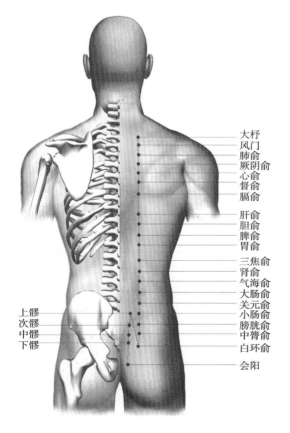

图 50

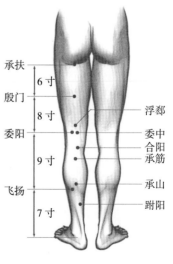

图 51

内侧线从平行相对第一胸椎下开始，这 20 个穴分别是大杼、风门、肺俞、厥阴俞、心俞、督俞、膈俞、肝俞、胆俞、脾俞、胃俞、三焦俞、肾俞、气海俞、大肠俞、关元俞、小肠俞、膀胱俞、中膂俞、白环俞。

白环俞以下为上髎、次髎、中髎、下髎，分别对应第一、第二、第三、第四骶孔。取穴方法是食、中、环、小四指间约相隔一指排列开，在上面之指与小肠俞穴平对，约 1 寸距离，四指渐斜，末指平对白环俞穴，约距中线 8 分，指下有空虚感，下针时针可入骶孔。下髎穴下是会阳穴。会阳穴在尾骨端旁开 0.5 寸处。

外侧线第一个穴平行相对于第二胸椎下，这 14 个穴分别是附分、魄户、膏肓、神堂、谚谟、膈关、魂门、阳纲、意舍、胃仓、肓门、志室。志室平行相对第十四椎下，该穴下的胞肓穴平对第十九椎下，即第二骶椎下，也就是第二骶孔。它下面的秩边穴平对第二十一椎下，即平对第四骶孔，与内侧线白环俞穴在一个并行线上。

大腿上 5 个穴，承扶穴在大腿后，臀皱襞即臀横纹中央。委中穴在腘窝正中。承扶与委中连线，中点是殷门穴。委中穴向外平开 1 寸，当腘窝靠外侧筋腱，即股二头肌肌腱内缘是委阳穴。委阳穴上 1 寸是浮郄穴。

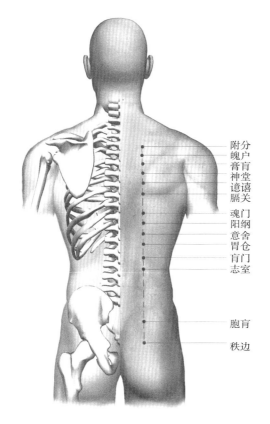

图 52

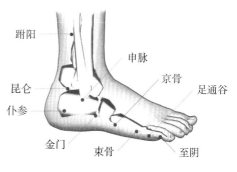

图 53

　　小腿上的 6 个穴位，合阳穴在委中直下 2 寸处。直下 5 寸是承筋穴。承山穴在腨肠分肉上，即腓肠肌两肌分叉处。飞扬穴在由昆仑穴直上 7 寸处。跗阳穴在昆仑穴直上 3 寸处。昆仑穴在外踝尖与跟腱之间凹陷深处。

　　脚上穴位，昆仑穴下 1.5 寸是仆参穴。外踝尖下 5 分，即踝尖之下凹陷处是申脉穴。申脉穴前下 5 分是金门穴。第五跖骨粗隆下稍前是京骨穴。小趾根节后的跖趾关节后是束骨穴，前是通谷穴。京骨、束骨、足通谷 3 穴均在赤白肉际上。小趾外侧甲根旁 1 分处是至阴穴。在此处与足少阴肾经相接。

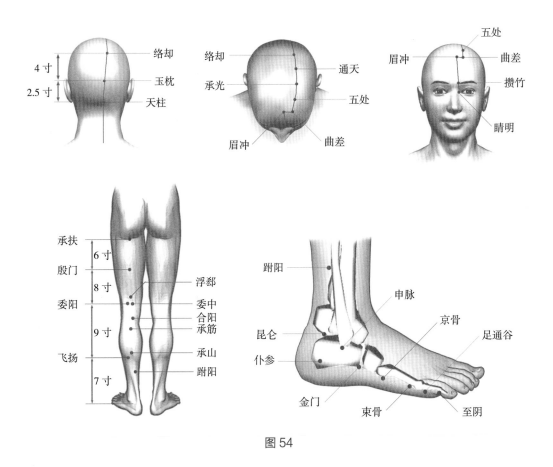

图 54

【注】

　　睛明到五处这 5 个穴是治疗眼病最常用的穴位。攒竹到天柱等头部穴位均可治疗头痛，而睛明穴是眼科不可或缺的穴位。攒竹穴可治疗口眼㖞斜、眉棱骨疼。鼻腔疾病眉冲、曲差穴效果良好。五处穴可以治疗癫痫。头晕目眩，鼻塞不通，通天穴有立竿见影之效。喉病、眼病均可选取天柱穴。天柱穴还可以就近取穴治疗背痛项强之症。上起大杼下至膈俞，其穴在背，前通于胸，均可治疗咳嗽气喘之疾。大杼、风门，固卫解表，均可用治外感之疾，风寒、风热均可用之。肺俞是肺脏在本经之上的户牖，一扇窗子，自然可以通过该穴调理肺脏，凡邪伤肺脏喘咳发烧、胸膺不适以及阴虚化热灼伤肺络之劳瘵均可选用本穴。或针或灸，或补或泻而治之。心痛之病有虚有实。心肌供血不足出现的心绞痛、心肌梗死为实证，心脏神经官能症为虚证。厥阴俞、心俞、督俞均有治疗功能。但笔者建议心肌梗死发病当时，即心中疼痛半小时不缓解，用救心丹、硝酸甘油仍不见效的，应急呼 120 急救中心，不要自信施针。至于心悸怔忡、心神不宁、抑郁脏躁心俞是必选之穴。第七胸椎之旁的膈俞穴是血之会穴，吐衄、呕恶诸多血症，补泻得法，膈俞皆有奇效。肝、胆、脾、胃、三焦五俞治疗腰、背、脘腹疼痛胀满诸症应手而解。肝胆气郁乳胁胀痛必用肝俞、胆俞治之。肝开窍于目，眼目疾患肝俞正治，黄疸之疾必取胆俞。腹痛、腹胀、水肿、泄泻必用脾俞。胃脘胀痛、呕吐厌食之疾正是胃俞治疗范围。完谷不化、水肿、下利可用三焦俞治之。肾俞以下直至八髎，位处腰骶，掌控下元，凡生育、月事、男子阳强阳痿、腰骶诸疾均可选而用之。气海俞治疗痔疾，大肠俞治疗便秘，而肾俞一穴肾经诸症皆可治之，凡用皆灵。大肠俞、小肠俞、关元俞对泻痢之病尤有特效。遗精、遗尿小肠俞在所必取。膀胱为病遗尿、癃闭，膀胱俞之疗效不言自明。中膂俞对疝痛、痢疾效如桴鼓。生育之疾、腰髋之病白环俞疗效斐然。会阳一穴对腰骶之患、妇女带下之疾，所用必效。背部诸俞的应用应据脏腑理论，相互参照，灵活使用。不拘泥于某俞治某脏之疾，脏腑有表里，五脏相关联，故有"见肝之病，知肝传脾，当先实脾"之训。

背部外侧一条经脉上，附分、魄户、膏肓、神堂、譩譆诸穴可以治疗肩背疼痛并有固卫解表、发散风寒之功。膏肓穴补虚强阴可治疗虚劳及阴虚日久、化生内热、灼伤肺络之劳瘵。附分到膈关诸穴均有止咳定喘之功。魂门下至肓门5穴，均可用于胃痛吐泻、胁肋胀痛之病。其中意舍尤长于治疗腹痛，肓门尤常用于通便。肝藏魂，魂门除治疗腰背疾患外，尤其善治肝经肝脏之病。志室、胞肓、秩边3穴治疗腰髋之病，胞肓善治痔疾、大便秘结之症。秩边则偏于治疗腰疼和下肢疾患。

位于大腿上承扶、殷门、浮郄、委阳、委中5穴就近局部取穴治疗股、膝上疾患。而承扶穴尤常用于治疗大小便不畅、痔漏、臀骶之疾。委阳、委中穴犹可治疗下肢疾患。委阳穴对癃闭、尿失禁效果尤显。委中穴的特殊作用是止吐泻，治霍乱，助阳强肾，祛风寒，强腰膝。

合阳至跗阳小腿上5穴，自然可治疗膝胫部疾患，而合阳、承筋、承山穴对下肢肌肉痉挛即转筋疗效尤著。合阳穴又善调经止崩漏，承筋穴常用于治疗痔疾。承山穴也用治痔疾，并能明目治疗结膜炎、眼缘炎等眼部疾患。飞扬穴既可治疗腰背疾患，又可远程取穴治疗头痛目眩之疾。

跗阳、昆仑以及足上7穴治疗足踝之疾疗效不言而喻。这些穴又均能治疗头痛目眩之疾，并均有治疗癫痫的作用。昆仑穴的独特功效可治疗难产、胞衣不下。束骨穴善治头项强痛。治疗遗精、癃闭、纠正胎位是至阴穴的特点，治疗昏迷抽搐的至阴穴与其他井穴作用相同。

足太阳膀胱经在眼与手少阴心经、手太阳小肠经相接，在诸阳之会入络于脑，出而挟髓督下行，终交于生命之根的肾脏。五脏六腑皆于其行处与之交通。其腑虽仅膀胱，传化之府，泻而不藏，但位处人之下元，受命门龙雷之火的温煦，其盛衰牵连五脏，动于六腑，实阴阳出入之枢机，补泻转输之橐籥。此经此穴务须谙熟于心，应之于手。

足少阴肾经

一、经络循行

【原文】

　　肾足少阴之脉起于小指之下，邪走足心，出于然谷之下，循内踝之后，别入跟中，以上踹内，出腘内廉，上股内后廉，贯脊，属肾，络膀胱。其直者，从肾上贯肝、膈，入肺中，循喉咙，挟舌本。其支者，从肺出，络心，注胸中。

　　　　　　　　　　《灵枢》卷三·经脉第十

【译文】

　　足少阴肾经起于小趾之下，斜向走于足底的足心部。继续前行抵达足内侧赤白肉际处的然谷穴之下。然谷穴在解剖学称舟骨粗隆下凹陷处。由此向上经内踝上缘达于内踝之后，入于足跟中，再经内踝下缘上行，实绕踝一周，经踝上缘上行达于小腿内，出于腘窝内缘，再向上达于大腿内侧后缘，贯穿于脊柱，并由脊柱入腹，抵于本经所属于的肾脏，络绕于膀胱。它的直行经脉从肾脏向上贯穿肝脏再贯穿膈肌进入肺中，再向上沿喉咙，抵舌根。左右两侧足少阴经脉各从本侧抵于舌根，则形成挟于舌根的态势。它的支脉从肺脏转出，绕络于心，贯注于胸中。在此与手厥阴心包经交接。

　　足少阴肾经经络循行示意图见图 56。

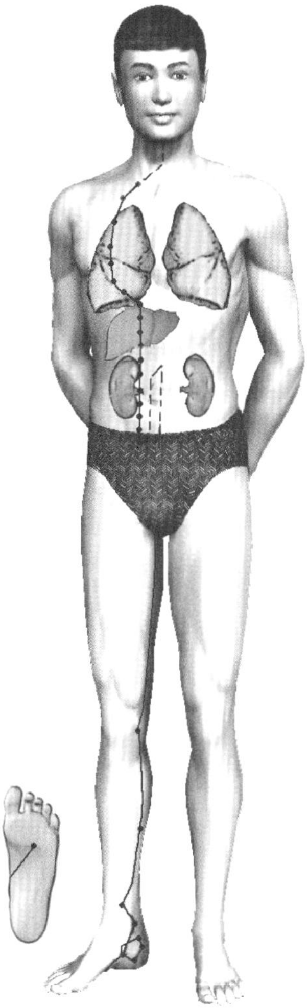

图 56

二、经络主病

【原文】

　　是动则病饥不欲食，面如漆柴。欬唾则有血，喝喝而喘，坐而欲起，目肮肮如无所见，心如悬，若饥状，气不足则善恐，心惕惕如人将捕之，是为骨厥。是主肾所生病者，口热，舌干，咽肿，上气，嗌干及痛，烦心，心痛，黄疸，肠澼，脊股内后廉痛，痿厥，嗜卧，足下热而痛。为此诸病盛则写之，虚则补之，热则疾之，寒则留之，陷下则灸之，不盛不虚，以经取之。灸则强食生肉，缓带被发，大杖重履而步。盛者寸口大再倍于人迎，虚者寸口反小于人迎也。

《灵枢》卷三·经脉第十

【译文】

外邪侵入本经气机逆乱，则会出现腹内饥饿，但饥而不欲食。面色黧黑而毫无光泽，咳嗽痰中带血。呼吸哮鸣，坐立不安，两目昏花，心悬不宁，心内空虚而恐。心悸不安，惊恐不定。以上诸症统称之为骨厥。如果本经之主肾脏生病则口内发热，舌干少津，咽喉肿胀，气逆上冲，咽干而痛。心烦心痛，身黄目黄。大便异常而泻利。脊背及大腿内侧后缘疼痛。下肢痿软无力而发凉。乏力嗜卧，脚下发热疼痛。脚下应理解为足心。

本经经文所列病症包括心神不宁、惊恐、咳嗽、咳血、喘促、肢体痿软以及经络循行部位疼痛不适等，只要明白肾在五行属水，在色为黑，主骨生髓，经连心肺，诸症不难理解，统称骨厥亦入情理。治疗上述病症仍遵实则泻之、虚则补之的治疗大法，属热的速刺不留针，属寒的留针致气以祛寒，气虚下陷的艾灸以升提清气。仅是经气郁滞表现不出虚实的，就单以本经疏通经气以治。确属气虚下陷而用灸法时，要增加饮食，补充营养以配合治疗。治疗时也要宽松衣带，甚至头发也不要束得紧，最好放开以免阻碍经气运行。并在保证不跌不撞的情况下适当活动，以利气血畅通。邪实正不虚的寸口脉大于人迎脉两倍，正气已虚的寸口脉搏反较人迎脉搏为小。经文有强食生肉之语，不应拘泥理解。古人当时的生活条件、饮食状况与今天人们的居处已大不相同，此语理解为尽可能补充营养即可。

【注】

目盹盹如无所见，盹音荒，视物不清之意。

三、经穴、主病歌

二十七穴肾经连，趾掌分间取涌泉，
然谷公孙隔一寸，然谷赤白骨下缘，
踝后肌前取太溪，直下一寸是水泉，
二穴中间取大钟，大钟跟腱紧相连，
踝下照海四分求，太溪二寸到复溜，
复溜五分平交信，屈膝阴谷筋里搜，
太溪阴谷连一线，太溪五寸筑宾候，
腹穴距中仅五分，胸穴距中为二寸，

胸腹穴距同任脉，肓俞商曲二寸寻，
横骨大赫向上数，气穴四满到中注，
肓俞商曲到石关，阴都通谷幽门入，
步廊神封到灵墟，神藏彧中到俞府。

※　※　※

肓俞以下穴十六，病主生育与小溲，
照海以下治喉痹，涌泉眩晕与急救，
然谷下消照海痫，本经诸病太溪求，
大钟水泉足跟疼，局部阴谷下复溜，
交信调经复溜汗，筑宾可已癫狂痫，
遗精阳痿取阴谷，肠病横骨肓俞间，
胃肠商曲到幽门，腹痛可以取近缘，
通谷幽门关饮食，胸穴胸痛喘咳蠲。

【释义】

　　足少阴肾经共有 27 个腧穴，足上有 6 个（图 57 ~ 图 63）。这 6 个穴的顺序是涌泉、然谷、太溪、大钟、水泉、照海。涌泉穴在足底大趾鱼际与其他四趾鱼际的分叉处。然谷穴在足内缘赤白肉际上。大趾跖趾关节与内踝之间有一高骨，解剖学称舟骨粗隆，该骨前下即是然谷穴。然谷穴与足太阴脾经的公孙穴均在足内缘赤白肉际上，公孙在前，然谷在后，两穴相隔 1 寸。内踝尖与跟腱连线中点凹陷深处是太溪穴。太溪穴直下 1寸是水泉穴。两穴中点紧贴跟腱内缘是大钟穴。照海穴在内踝直下凹陷处，距内踝高点 4分。小腿上 4 个穴位为复溜、交信、阴谷、筑宾，太溪穴直上 2 寸是复溜穴。复溜穴向胫骨方向平行 5 分，紧贴胫骨内侧后缘下针是交信穴。屈膝时腘窝内外侧各有筋腱绷起，中间形成腘窝，靠外侧是股二头肌肌腱，靠内侧是半膜肌腱和半腱肌腱。内侧这两根肌腱中间与腘窝中心点相平的位置是阴谷穴。筑宾在太溪、阴谷连线上，太溪上 5 寸是筑宾穴。

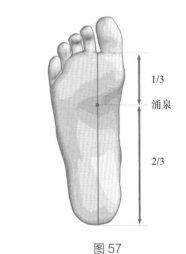

图 57

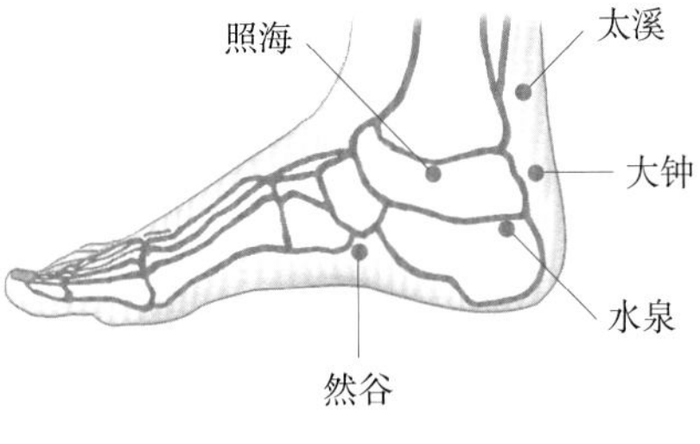

图 58

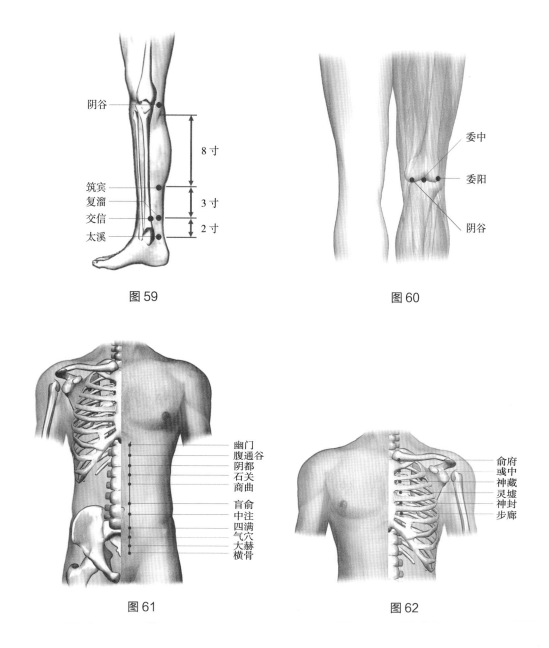

图 59

图 60

图 61

图 62

　　足少阴肾经由下肢进入腹部后，经络距人体正中线 5 分上行，进入胸部则距正中线 2 寸直线向上。腹部穴与穴的距离是 1 寸，胸部穴与穴的距离为 1.6 寸，即相隔一根肋骨。任脉在胸腹上的穴距就是如此，本经与之相同。惟本经肓俞与商曲两穴的距离为 2 寸。胸腹上的穴位由下向上顺序是横骨、大赫、气穴、四满、中注、肓俞、商曲、石关、阴都、腹通谷、幽门、步廊、神封、灵墟、神藏、或中、俞府。横骨紧靠耻骨上缘，步廊穴在第五肋间隙，俞府穴已达锁骨下缘。

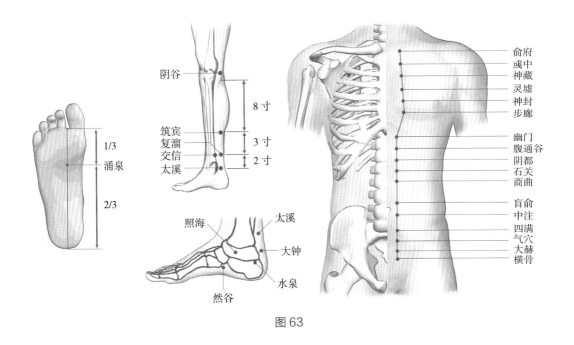

图 63

【注】

与脐相对的肓俞穴以下腹部 6 个穴以及下肢、脚上的穴位，共 16 个穴位，具有相同的功效，对月经、生育、排尿方面疾患有治疗作用。照海以下足上的穴位均能清咽利喉，治疗咽喉肿痛不通的喉痹。涌泉是井穴，具有急救之功，并可用于眩晕症的治疗。然谷穴治疗消渴属下消者，照海穴可治疗癫痫。而本经本腑所发生的任何病症，均可用太溪穴治疗。大钟、水泉两穴就近取穴可治疗足跟痛。如果没有挫伤、受冻等外部原因而渐至足跟疼痛者，属肾虚，此两穴本属肾经又位处邻近，有此功能顺理成章。阴谷、筑宾、交信、复溜局部取穴治疗相应部位的疼痛、麻木等症。交信穴常用于调经。复溜穴有发汗解表之功。筑宾穴可治疗癫、狂、痫。阴谷穴治疗遗精、阳痿。大小肠疾患取脐旁肓俞至横骨 6 穴。胃及小肠病症取幽门下至商曲 5 穴。饮食不下、呕恶气逆，通谷、幽门应针而效。胸部诸穴均有治疗胸痛喘咳之功。

手厥阴心包经

一、经络循行

【原文】

　　心主手厥阴心包络之脉，起于胸中，出属心包络，下膈，历络三焦。其支者，循胸出胁，下腋三寸，上抵腋下，循臑内，行太阴、少阴之间，入肘中，下臂，行两筋之间，入掌中，循中指，出其端。其支者，别掌中，循小指次指，出其端。

《灵枢》卷三·经脉第十

【译文】

　　手厥阴心包经起始于胸中，发起后即抵属于本经所属的心包，由心包向下，穿过横膈膜一路络绕于上、中、下三焦。它的支脉沿着胸内走行一段后，穿过胸壁，出到胸外的胁部。所谓胁，亦称胸胁、胁肋部，即腋窝之下的侧胸部。该经由胸内出到胁部后向下行，达到腋下3寸处，即天池穴，再转上行抵达腋窝，从腋窝转于上臂内侧，沿着上臂内侧中间线继续向下走达于肘部中间，继续向下进入前臂，在那里走行于两根突起的筋腱之间。这两根筋腱解剖学的名称是偏于桡侧的是桡侧腕屈肌腱，偏于尺侧的是掌长肌腱。

经脉继续前行进入手掌，也是沿手掌中间线走行，抵于中指，并沿中指达于中指的顶端，即中冲穴。当这条经脉达于掌中时另外一条支脉从那里分出，实从劳宫穴分出，沿无名指走行，抵达该指顶端。在该处与手少阳三焦经相接。手三阴经均起于胸，走于手。在手臂上行走时，手太阴肺经在前，举起手臂则是在上。手少阴心经在后，举起手臂则是在下。手厥阴心包经走于中间。故经文有"行太阴、少阴之间"的描述。

　　手厥阴心包经经络循行示意图见图64。

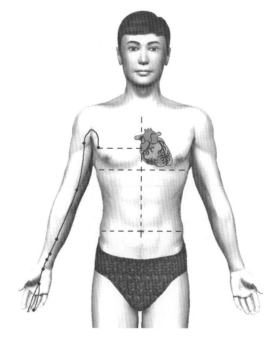

图 64

二、经络主病

【原文】

是动则病手心热，臂肘挛急，腋肿，甚则胸胁支满，心中憺憺大动，面赤目黄，喜笑不休。是主脉所生病者，烦心，心痛，掌中热。为此诸病，盛则写之，虚则补之，热则疾之，寒则留之，陷下则灸之，不盛不虚以经取之。盛者寸口大一倍于人迎，虚者寸口反小于人迎也。

《灵枢》卷三·经脉第十

【译文】

外邪侵入本经则会出现手心发热，肘臂拘急挛缩，腋部肿胀，严重的会发生胸胁胀满，心悸怔忡，颜面发红，两目发黄，喜笑不休。心在志为喜，外邪日久，化热伤心，扰动心神亦可出现病态之喜，实为神志错乱的表现。如果经脉所主的包络为病可出现心烦、心中疼痛、手心发热症状。心主血脉，心主包络故亦主血脉，所以经文述是主脉所生病。治疗这些病症，仍遵邪盛用泻法、正虚用补法的原则，属热的速刺不留针，属寒的留针致气以祛寒，气虚下陷的用灸法升提清气，仅是经气阻滞表现不出是实是虚的，只用本经疏通经气以治。邪实正盛的寸口脉大于人迎脉，正气已虚的寸口脉搏会小于人迎脉的脉搏。

三、经穴、主病歌

心包九穴胸手间，经行手臂内中缘，
四五肋间取天池，乳外一寸腋下三，
天泉腋纹下二寸，曲泽肘纹正中间，
郄门腕上量五寸，三寸间使二内关，
大陵腕横纹正中，握拳指间取劳宫，
三四掌骨中间寻，中指甲前是中冲。

※　※　※

九穴心痛与躁烦，病主局部与近缘，
天池瘰病胸胁痛，胁痛臑里取天泉，
曲泽呕吐肘臂急，郄门吐衄可安然，
疟疾癫痫针间使，疟疾呕吐取内关，
脏躁郄门到大陵，大陵不寐癫狂痫，
劳宫掌热鹅掌风，救急中冲在指端。

【释义】

手之三阴胸走手，手厥阴心包经的9个腧穴在胸手之间，天池在胸上，其余8

个穴在臂肘和手上（图 65 ~ 图 69）。该
经除天池穴按胸部标志取穴外，其余 8
个穴取穴时除记住尺寸外，必须注意本
经的走行在上臂、肘、前臂及手上均走
内侧中线，切勿偏离。天池穴在侧胸
第四、五肋间隙，乳头外 1 寸的位置。
天泉穴在上臂肱二头肌上，腋横纹下 2
寸。曲泽穴在肘微屈时，肘横纹正中
间。郄门穴在腕横纹上 5 寸，间使穴在

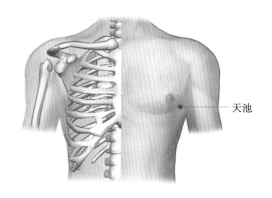

图 65

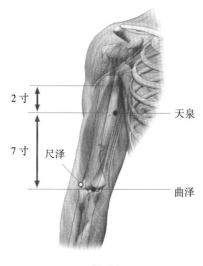

图 66

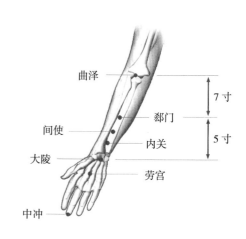

图 67

腕横纹上 3 寸，内关穴在腕横纹上 2 寸，腕横纹正
中是大陵穴。握拳时中指、无名指指端缝间，亦即
第三、第四掌骨中间是劳宫穴。中指指端正中，指
甲前 1 分是中冲穴。

有的针灸书劳宫穴的位置写成是握拳中指尖下，
在第二、第三掌骨间。那样该穴已上大鱼际，不在
掌内中线上，孰是孰非请自思之。

【注】

手厥阴心包经 9 个腧穴的共同作用是治疗心中

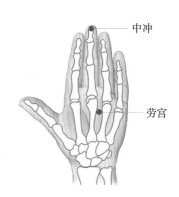

图 68

疼痛、精神不安、情绪烦躁以及穴位局部、邻近部位疼痛、麻木等不适症状。天池
穴治疗瘰疬、胸胁疼痛。天泉穴用于治疗肩臂疼痛和胸胁疼痛。曲泽穴降逆止呕用

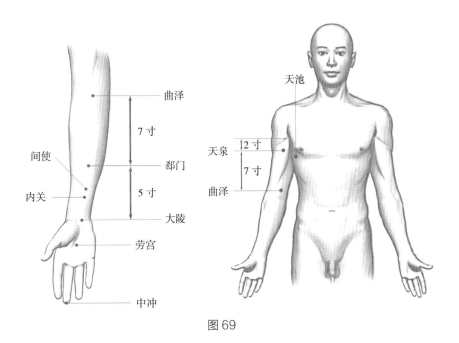

图 69

于呕吐及肘臂挛急。郄门穴用治吐血、衄血的血分病。疟疾、癫痫取间使穴，而理气降逆、宽胸开胃、降逆止呕、治疗疟疾内关穴效力尤强。前臂上郄门、间使、内关、大陵对于神经精神方面疾病，不寐、脏躁、郁证乃至癫狂痫均有很好疗效，并都安全可靠。劳宫穴可治疗五心烦热、鹅掌风。中冲为井穴，同样用于昏迷、抽搐的开窍急救。

手少阳三焦经

一、经络循行

【原文】

三焦手少阳之脉，起于小指次指之端，上出两指之间，循手表腕，出臂外两骨之间，上贯肘，循臑外，上肩，而交出足少阳之后，入缺盆，布膻中，散落心包，下膈，循属三焦。其支者，从膻中上出缺盆，上项，系耳后，直上出耳上角，以屈下颊至顿。其支者，从耳后入耳中，出走耳前，过客主人前，交颊，至目锐眦。

《灵枢》卷三·经脉第十

【译文】

手少阳三焦经起始于无名指外侧指端的关冲穴，沿指上行抵于无名指与小指根部之间，沿手背和手腕背部再向上到达前臂外侧尺桡骨之间。向上贯穿肘部，继续向上沿上臂外侧抵于肩上。与足少阳胆经交叉，出于足少阳胆经之后，进入缺盆，入胸中，分布于胸壁内的膻中。此为心与包络所居之处，由此散络于心包上。再由心包向下穿过横膈膜历连于上、中、下三焦，本经达于本腑。它的支脉在膻中处分出，向上由缺盆处出离胸腔，上到后颈部，向上系联于耳后。再出到耳上角，由此处屈曲转向下，达于颊部，再上到眼眶下的颧骨部。它的支脉从耳后分出进入耳中，再穿出到耳前，路过足少阳胆经上关穴的前面，同本经前面的经脉相交于颊部，即脸的侧面，向前抵达于外眼角。在此与足少阳胆经衔接。

手少阳三焦经经络循行示意图见图70。

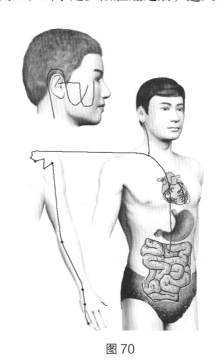

图 70

二、经络主病

【原文】

是动则病耳聋，浑浑焞焞，嗌肿，喉痹。是主气所生病者，汗出，目锐眦痛，颊痛，耳后、肩、臑、肘、臂外皆痛，小指次指不用。为此诸病，盛则写之，虚则补之，热则疾之，寒则留之，陷下则灸之，不盛不虚以经取之。盛者人迎大一倍于寸口，虚者人迎反小于寸口也。

《灵枢》卷三·经脉第十

【译文】

外邪侵入本经就会造成耳聋。轻的也会听力下降，听声音模模糊糊。咽部肿胀，甚则咽喉肿胀不通，发为喉痹。如果本腑生病，三焦主气化运行为病，则气化不利，发为气虚，动则汗出，甚至不动而汗自出。气化不利则经气运行受阻。不通则痛，凡经络所行之处：目外眦、面颊、耳、肩、上臂、肘、前臂的外侧、面部都会疼痛。无名指难以活动。治疗上述病症也必须遵循实则泻之、虚则补之的治病大法，属热的速刺不留针，属寒的留针致气以祛寒，气虚下陷的艾灸以升提清气，只是经气阻塞表现不出虚实的就单取本经疏通经气即可。邪实正不虚的人迎脉大于寸口脉的一倍，正气已虚的人迎脉的脉搏反小于寸口脉的脉搏。

三、经穴、主病歌

廿三穴手少阳经，臂外中行起无名，
无名甲外是关冲，液门赤白指缝中，
本节后陷是中渚，腕里阳池对无名，
外关支沟三阳络，腕上二三四寸行，
尺桡两骨中间寻，支沟一指定会宗，
四渎肘下量五寸，天井一寸肘上应，
肘上二寸清冷渊，肩下臑会三寸连，
二穴中间是消泺，肩髎喙突下边缘，
肩髎肩髃一寸程，天髎曲垣肩井中，
完骨直下取天牖，三分天柱到天容，
耳垂后陷翳风取，瘈脉横与耳孔平，
颅息瘈脉上一寸，角孙耳上对耳中，
三穴取之沿发际，耳缺前陷耳门应，
前上一指是和髎，眉梢外端丝竹空。

　　　　※　　※　　※

头痛咽干咽喉痛，救急甲外取关冲，
液门外关之间取，耳目咽喉病可清，
下消可以针阳池，外关脏躁心烦疼，

支沟胁痛或便秘，癫痫耳聋取会宗，

天井四渎三阳络，肘臂疼痛取之瘳，

牙疼耳疾取四渎，天井瘰疬效堪说，

天髎下至清冷渊，肩臂之患起沉疴，

天牖头痛耳鸣聋，眼病角孙耳翳风，

头痛瘛脉到角孙，耳疾齿痛耳门应，

头痛耳疾和髎取，头痛眼疾丝竹空。

【释义】

手少阳三焦经共 23 个腧穴（图 71~ 图 77），经穴、主病歌中廿三，廿不读成二十，含义是二十，读音为 niàn，廿三读为念三音。本经从手走头，起于无名指端，沿手臂外侧中间向上走行。第一个穴是关冲，在无名指甲根外侧 1 分的位置。液门穴在小指与无名指根节赤白肉际线上。在小指与无名指掌指关节后的凹陷处是中渚穴。在腕横纹上与无名指相对的位置是阳池穴。再向上，在前臂外侧尺桡骨中间，腕横纹向上 2 寸是外关，向上 3 寸是支沟，向上 4 寸是三阳络。腕横纹向上 3 寸，与支沟穴相平，靠尺骨下针是会宗穴。会宗与支沟相隔一横指。三阳络再向上，仍在尺桡骨中间是四渎穴。该穴在肘下 5 寸。取穴时摸到肘关节上的桡骨小头，屈肘时显现出肘纹头，肘纹头与桡骨小头连线，这条线下方就是肘关节缝。这条线向下量 5 寸就是四渎穴。有的针灸书把四渎穴写成在尺骨鹰嘴下 5 寸。经文肘字是指肘关节，而尺骨鹰嘴起稳定肘关节作用，已达肘关节后上，其下 5 寸已非肘下 5 寸。当然只是上下而已，并未偏离经外，无可无不可。经络继续上行，仍在外侧中行，肘上 1 寸是天井穴，肘上 2 寸是清冷渊穴。肘的标记线仍应以肘纹头与桡骨小头连线为是，道理不再赘述。再向上是消泺、臑会、肩髎 3 个腧穴。先找准肩髎穴，肩峰后有一突出圆骨，是肩胛骨的喙突，其下凹陷深处便是肩髎穴。在肩髎穴与天井穴连线上，肩髎穴下 3 寸是臑会。天井上 1 寸，即肘上 2 寸是清冷渊，清冷渊与臑会的中点是消泺。手阳明大肠经在肩上的肩髃穴，正在肩峰上。本经

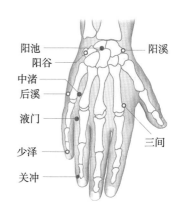

图 71

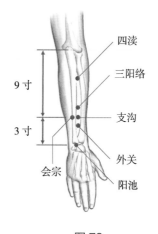

图 72

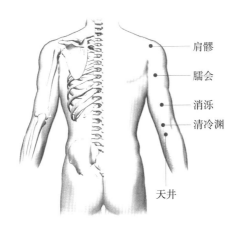

图 73

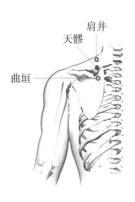

图 74

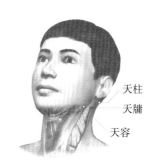

图 75

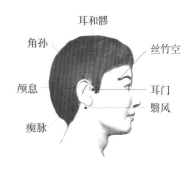

图 76

的肩髎穴在其后，两穴相隔 1 寸。肩髎穴再向上是天
髎穴，取天髎穴应先找准手太阳小肠经的曲垣穴和足
少阳胆经的肩井穴，这两个穴的中点即是天髎穴。曲
垣穴已知，肩井穴是第七颈椎下的大椎穴与肩峰连线
的中点。由天髎穴再向上经络达于紧靠头下的颈部是
天牖穴。取准此穴也须借助他经之穴。手太阳小肠经
的天容穴已知，由此穴向足太阳膀胱经的天柱穴连
线，该穴也已知，这条线靠天容穴侧的 1/3 处即是天
牖穴。天牖穴的另外一个标记，是在后面要讲的足
少阳胆经在耳后的完骨穴正下方。耳垂后的凹陷深
处翳风穴，以指尖压之，耳内、口内均有酸感。翳
风穴向上经络已达头部。翳风以上的瘈脉、颅息、
角孙这 3 个穴均在耳后发际线上。瘈脉穴平对耳孔，
瘈脉穴上 1 寸是颅息穴，角孙穴已达耳上方直下正
对耳中的位置。从角孙穴经络转向下，路过耳前，
在耳缺前，张口凹陷处是耳门穴。由耳门穴经络转
向上，耳缺前上一指是耳和髎穴。经络继续向上，
达眉梢外端是丝竹空穴。

【注】

头痛、咽干、咽喉肿痛以及昏迷抽搐的急救，关冲穴应手而效。液门、中渚、
阳池、外关穴这 4 个穴远程取穴治疗眼、耳、咽喉疾病，现在称五官科疾病，疗效
确凿。阳池穴治疗下消病有效。外关穴有镇静安神之功，可以治疗心烦焦虑、哭

笑无常如有神灵状的脏躁病及心内疼痛。支沟穴善于通便并治疗胸胁疼痛。会宗穴治疗耳聋、耳鸣及癫痫病。天井、四渎、三阳络以及手臂上的其他穴位均可邻近取穴治疗肘臂疼痛之疾。牙疼、耳部疾患可取四渎穴。淋巴结炎、淋巴结结核可用天井穴治疗。如前所述从清冷渊穴到天髎穴对肩臂之上久治难愈的顽疾手法得当均有很好疗效。天髎穴治疗头痛、耳鸣、耳聋疗效卓著。眼病角孙穴效果好，耳病翳风穴效果好。瘈脉、颅息、角孙这 3 个穴常用治疗头痛；耳门穴则善治耳中疾患与牙疼。耳门如此，与耳门穴一指之隔的耳和髎穴对头疼、牙疼、耳中疾病的疗效也如出一辙。头痛、眼睛疾患，丝竹空是优选之穴。

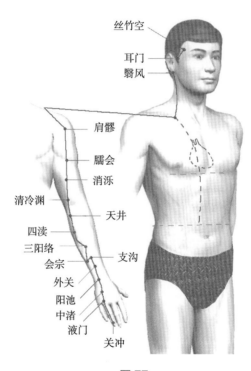

图 77

足少阳胆经

一、经络循行

【原文】

　　胆足少阳之脉，起于目锐眦，上抵头角，下耳后，循颈，行手少阳之前，至肩上，却交出手少阳之后，入缺盆。其支者，从耳后，入耳中，出走耳前，至目锐眦后。其支者，别锐眦，下大迎，合于手少阳，抵于顑，下加颊车，下颈，合缺盆，以下胸中，贯膈，络肝，属胆。循胁里，出气街，绕毛际，横入髀厌中。其直者，从缺盆下腋，循胸，过季胁，下合髀厌中。以下循髀阳，出膝外廉，下外辅骨之前，直下抵绝骨之端，下出外踝之前，循足跗上，入小指次指之间。其支者，别跗上，入大指之间，循大指歧骨内，出其端，还贯爪甲，出三毛。

《灵枢》卷三·经脉第十

【译文】

　　足少阳胆经起始于外眼角，向上走行达到前额角，从那里折返向下，到达耳后，继续向下沿颈部走行。在颈部走在手少阳三焦经之前。从颈部到达肩上。在肩上向后走，与手少阳三焦经交叉，走到该经之后，进入缺盆。当这条经脉走到耳后时，从那里分出一条支脉，从耳后进入耳中，再向前走到耳前，向前上，到达外眼角之后，即到达起始经脉发起点之后，从这里又分出一条支脉，从外眼角分出后，向下走到大迎穴，与手少阳三焦经相合。这两条相合的经脉斜向上抵达于颧骨之下，又折返向下达到颊车穴，继续向下到达颈部，再向下与起始经脉在缺盆会合。从这里进入胸腔，向下穿过横膈膜，绕络于肝上，再抵于本经隶属于的胆腑。从胆，沿腹胁内侧下行，抵达气街，即气冲穴。由气冲横行向人体中线方向，抵达阴部上方阴阜上的阴毛处。从阴毛处绕转折返进入髋关节。另外一条直行的经脉从缺盆分出不向胸腔内部走而是向腋下走。沿胸壁下行，走到胸壁最下部软肋处，再向下，与前条从胸腹内走行到阴毛处折返向外抵达髋关节的经脉会合于髋关节。会合后向下沿大腿外侧下到膝关节外缘，继续向下沿腓骨前缘，再向下，达于腓骨在踝关节上 3 寸处向下隐陷的位置，古人称为绝骨的地方。从那里继续下行到外踝前，沿足背，进入足小趾和足无名趾之间。又有一条短的支脉从足背上分别而出，进入足大趾和次趾趾缝间，沿着这两趾趾骨交叉处，上于大趾之上，达到大趾顶端，向回折返，贯穿于趾甲，并达于甲后生短毛的位置。在这里与足厥阴肝经衔接。

足少阳胆经经络循行示意图见图78。

二、经络主病

【原文】

是动则病口苦，善太息，心胁痛，不能转侧，甚则面微有尘，体无膏泽，足外反热，是为阳厥。是主骨所生病者，头痛，颔痛，目锐眦痛，缺盆中肿痛，腋下肿，马刀，侠瘿，汗出，振寒，疟，胸、胁、肋、髀、膝外至胫绝骨、外踝前及诸节皆痛，小指次指不用。为此诸病，盛则写之，虚则补之，热则疾之，寒则留之，陷下则灸之，不盛不虚以经取之。盛者，人迎大一倍于寸口；虚者，人迎反小于寸口也。

《灵枢》卷三·经脉第十

【译文】

外邪侵入本经会出现口苦、善太息、胸胁疼痛甚至难以翻身转动。经病及胆，胆汁上泛则口苦。胆病及肝，肝气不舒郁而求伸则频频叹气。经脉循行胸胁，经气不通则胸胁疼痛，重则身体难以转动。甚则面微有尘，体无膏泽。这段经文反映古人对病情观察细致入微，令人崇敬。该症状是胆病及肝，肝脏受损的体征。现代乙型肝炎、肝硬化患者确实面色晦暗，皮肤粗糙。体内分泌的黑色素需要在肝脏分解，肝脏受损，黑色素在体内过度存留，致使肝病患者颜面暗黑。足外发热的症状系经络循行部位因经气不通而发生的不适症状。手足三阴、三阳经，少阴为初生之阴，厥阴为孕育变化之阴，太阴为老阴。少阳为初生之阳，阳明为盛壮之阳，太阳为老阳。足少阳之经受外邪侵袭，经气逆乱出现上述诸症统称为阳厥，于理不悖。如果胆腑本身发病则会出现头疼、下颌疼痛、外眼角疼、缺盆肿疼、腋下肿，胸、胁、肋、髀、膝外至胫、绝骨、外踝前及各关节都疼痛，足小趾及次趾难以转动。经文小指次指多指无名指，按本经经络走行理解为足小趾及无名趾均难以转动为妥。胆非主骨之腑而经文明言是主骨所生病者，其理不难理解。足少阳胆经在体表的走行从头到颈到肩到胸胁到髋关节到膝关节到足踝到小趾次趾，也就是从头到脚走于全身骨架之上，其所为病影响一身骨架，称是主骨所生病者是基于发病事实，而用本经腧

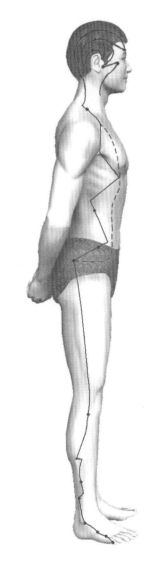

图78

穴治疗骨及骨关节病也疗效斐然。少阳经发热特点是寒热往来，故是主为病出现汗出、振寒、疟。马刀、侠瘿均为淋巴结病变。生于腋下为马刀，生于颈项为侠瘿，皆是本经本腑气机逆乱，郁久化火所为。

治疗上述疾病仍遵虚者补之、实者泻之的大原则，属热的速刺不留针，属寒的留针致气以祛寒，气虚下陷则艾灸以升提清气，只是经气不通难辨虚实的则可单取本经以疏通经络之法治疗。邪实正盛的人迎脉搏较寸口脉搏大一倍，正气已虚的人迎脉反小于寸口脉。治者可对比人迎寸口脉搏大小以辨别疾病盛衰及人体正气虚实。发掘古人这一诊法对疾病诊治意义重大。

三、经穴、主病歌

四十四穴胆经齐，侠瘿马刀耳目疾，
头痛髀骨胸胁痛，泄泻口苦太息急，
外眦五分瞳子髎，听会取之耳前凹，
上关骨上对下关，耳前曲鬓平耳梢，
头维曲鬓四等分，颔厌悬颅悬厘循，
率角发际一寸半，平取天冲对耳轮，
天冲完骨分三段，浮白之下乃窍阴，
四分完骨入发际，三寸神庭是本神，
一寸阳白眉上取，临泣头维神庭匀，
目窗正营与承灵，取之一寸零五分，
脑户横行对脑空，脑空直下风池应，
肌外风池对风府，肩井大椎肩髃中，
渊腋腋下量三寸，辄筋渊腋一寸平，
期门寸半对日月，京门十二肋端征，
腋下带脉横对脐，五枢前下维道清，
髂前上棘前上缘，二穴五分取分明，
髂前上棘转子高，中点稍前取居髎，
髂嵴转子坐骨结，环跳取之三点交，
垂手中指按风市，中渎膝上五寸遥，
膝关节外取阳关，腓骨头下阳陵泉，
外踝七寸阳交取，横行外丘骨后缘，
光明外踝上五寸，阳辅四寸悬钟三，
外踝前陷乃丘墟，临泣跗骨歧骨前，

地五会在本节后，侠溪趾根窍阴端。

※　※　※

头疼头穴效称奇，听会耳疾何须提，
牙痛㖞斜下颌脱，瞳子髎治眼中疾，
㖞斜牙疼取上关，眼疾率角含厌间，
耳病完骨到天冲，阳白㖞斜眼疾痊，
眼疾尤当取临泣，鼻之配穴紧相连，
目窗正营与承灵，风池眼疾癫狂痫，
风池外风内风清，肩井惟当审慎行，
乳痈瘰疬痛肩背，胁痛渊腋京门中，
胆之募穴胆经病，日月口苦呕吐频，
京门本是肾之募，肾经诸病利腹疼，
腰里带脉痛在腰，赤白带下经不调，
腰髋五枢维道取，下肢近处痿痹消，
居髎痹痛下肢痿，下肢百病环跳高，
风市偏枯行动难，膝部疾患取阳关，
胆道蛔虫胸胁痛，筋脉必取阳陵泉，
古来外邱狂犬咬，光明断乳眼疾痊，
骨髓病可取悬钟，丘虚之下眼病应，
地五会上胸胁痛，侠溪窍阴耳鸣聋，
丘虚亦可治蛔厥，地五会可治乳痈，
窍阴无名甲根外，救急喉痹语无声。

【释义】

足少阳胆经共 44 个腧穴（图 79～图 89）。所治疾病《灵枢》已列述，诸如侠瘿、马刀、耳目疾病、头痛、腿骨及胸胁疼痛、腹泻、口苦、常常叹息等症。凡本经腧穴对上述疾病均应有疗效。取穴时既不失穴又不失经，手法妥当才能如愿以偿地达到治疗效果。正对外眼角与之相隔 0.5 寸处是瞳子髎穴。听会穴在耳屏下张口凹陷处。上关穴古称客主人，在颧骨弓上，与颧骨弓下窝足阳明胃经

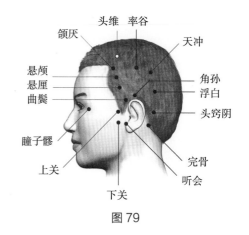

图 79

的下关穴，一骨相隔，上下相对。曲鬓
穴在耳前鬓角毛发后缘耳屏侧的发际上，
与耳尖平行相对。由曲鬓穴与足阳明胃
经的头维穴画一条与鬓角前发际线弯度
一致一条线，将其四等分，在中间 3 个
等分点上，由上到下分别是颔厌、悬颅、
悬厘。率角穴，亦称率谷，在耳尖直上，
入发际 1.5 寸处。率角穴横行与本经下一
个穴位天冲平行相对。天冲穴垂直向下
正对耳根后缘，也可以说天冲向下正对
耳廓后缘。天冲与率角相隔 0.5 寸。本
经的完骨穴在耳后乳突后下凹陷处，进
入发际 4 分的位置。把天冲与完骨连线，
分成三等分，中间两个分割点，从上向
下分别是浮白穴、头窍阴穴。本神穴在
发际内 5 分，平行与督脉神庭穴相对，
两穴相隔 3 寸。阳白穴在眉上，目正视
时，该穴直下正对瞳孔，距眉上缘 1 寸。
阳白的下一个穴位是头临泣。如果将督

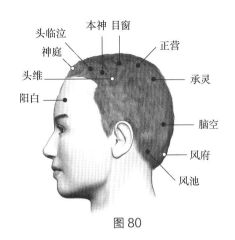

图 80

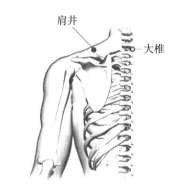

图 81

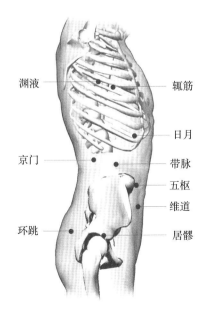

图 82

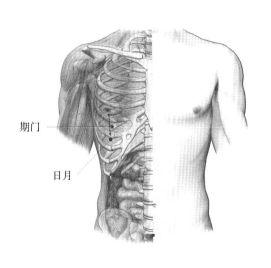

图 83

脉的神庭穴与足阳明胃经的
头维穴画一条连接线，其中
点就是头临泣穴。由头临泣
穴向上，距头正中线的距离
不改变，每隔 1.5 寸是一个
穴位，第一个是目窗，第二
个是正营，第三个是承灵。
仍在这条线上，承灵穴下一
个穴是脑空，该穴与督脉的

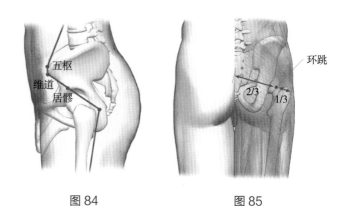

图 84　　　　　　　图 85

脑户穴平行相对。脑空穴直下，当枕骨下肌腱外的凹陷深处是风池穴。这个凹陷是
斜方肌、胸锁乳突肌上端与枕骨所形成。风池穴平行与督脉的风府穴相对。肩井穴
在手阳明大肠经的肩髃穴和督脉的大椎穴连线中点。渊腋穴已到胸壁上，在腋窝下
3 寸，腋中线上第四肋间。渊腋向前 1 寸，仍在第四肋间是辄筋穴。日月穴在乳头
直下第七肋间。该穴直上 1.5 寸，即相隔一肋的第六肋间是足厥阴肝经的期门穴。
腋窝下方第十二肋末端是京门穴。京门穴前下，直上正对第十一肋末端，平行与脐
相对是带脉。髂前上棘前 0.5 寸是五枢穴，五枢前下 0.5 寸是维道。髂前上棘与大
转子连线中点，微微向前一点点是居髎穴。髂前上棘、大转子最高点、坐骨结节，
三点的中心点是环跳穴。直立，垂手按股外中线，中指尖所摸到的位置是风市穴。
中渎穴在风市穴直下 2 寸，膝上，即腘横纹上 5 寸。膝关节外侧与股二头肌肌腱末

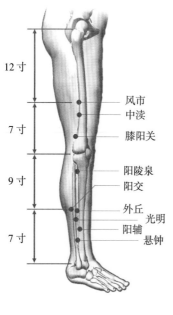

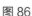

图 86

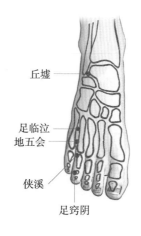

图 87

端形成的陷窝中是阳关
穴。膝关节下，与腓骨
小头前下形成的陷窝中
心是阳陵泉穴。外踝骨
高点直上7寸腓骨后缘
进针是阳交穴。水平向
前1寸胫骨后缘是外丘
穴。外丘穴直下踝骨高
点上5寸是光明穴。上
4寸是阳辅穴。上3寸
是悬钟穴。外踝前陷窝
中心，即趾长伸肌腱外
侧凹陷中是丘墟穴。足
第四、五跖骨分叉前是
足临泣穴。小趾无名趾
根节后是地五会穴，侠
溪穴在第四、五趾趾蹼
赤白肉际上。足无名趾
甲根外1分是足窍阴穴。

【注】

　　足少阳胆经的穴
位分布于头、颈、胸、
腹、下肢及足上。除均
能治疗本经本腑疾患
外，邻近取穴治疗穴位
所在及邻近肢体疾病是

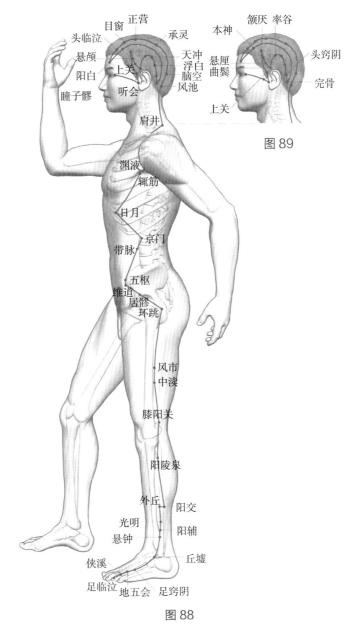

图89

图88

针灸治疗学的共性功能，论述未到也应自明。头疼一症多为胆火肝郁，选用本经头
上穴位往往效如桴鼓。听会一穴治疗耳疾效不待言。治疗牙疼、口眼㖞斜、下颌骨
脱臼亦常用此穴。眼中疾患选用瞳子髎穴是无争无议之事。上关穴治疗㖞僻牙疼
亦毋庸置疑。颔厌、悬颅、悬厘、曲鬓、率角均是治疗眼病的常用穴位。天冲、浮
白、头窍阴、完骨治疗耳病亦是不可或缺之穴。阳白一穴治疗口眼㖞斜、眼科疾病
其效尤著。眼科疾患头临泣穴在所必取。目窗、正营、承灵穴治疗鼻中疾患其效斐
然。风池穴是治疗眼病、头痛、外感、癫、狂、痫诸多疾病选用最频繁的穴位之

一。针刺时针尖指向对侧眼睛，下面是颅骨，异常安全而有效。肩井穴下面是肺尖，针刺应斜刺、平刺，一定要掌握垂直进针的深度，万勿刺到肺尖，以免发生气胸，宜慎之又慎。渊腋到京门的胸部穴位对乳痈、瘰疬、胸胁疼痛确有疗效，但进针务须沿胸轴方向，切勿直刺。下面是肺脏、肝脏、脾脏，岂可不慎！日月穴在乳下第七肋间，右胸壁内是肝脏，左胸壁内几近心尖，该穴虽为胆之募穴，泛治胆经诸病，如施针笔者避之唯恐不及。京门是肾之募穴，肾经诸病以及下利、腹痛均有疗效。带脉是治疗女性疾病的重要穴位，腰腹疼痛、赤白带下、月经不调等病均有超乎他穴的治疗作用。下肢上的穴位对穴下、邻近部位麻木疼痛、痿软无力等症状有治疗作用，这也是所有经络腧穴的共同功能。五枢、维道自然是腰髋疾患必选之穴。居髎穴统管下肢，而下肢治百病的环跳穴的作用更是首屈一指。风市穴善治偏枯。膝部疾患首选阳关穴。阳陵泉为筋之会穴，肌肉筋腱之患在所必取，并可治疗胆道蛔虫症。该病农村多发，蛔虫钻入胆道，疼痛发作如摘肝、摘胆，届时此穴万勿忘记。外丘穴的特殊功能是治疗狂犬病。光明穴顾名思义，可以治疗各类眼病，并有断乳之功。悬钟穴可治疗骨髓疾患。丘墟以下足上诸穴远程取穴均可治疗眼病。丘墟、临泣、地五会这3个穴用于治胸胁疼痛；侠溪、足窍阴穴可治耳鸣、耳聋；丘墟穴也有治疗胆道蛔虫之功；地五会穴又有治疗乳痈作用；而足窍阴穴是十二井穴之一，有急救之功并可治疗喉痹甚者语声难出之症。

足厥阴肝经

一、经络循行

【原文】

肝足厥阴之脉，起于大指丛毛之际，上循足跗上廉，去内踝一寸，上踝八寸，交出太阴之后，上腘内廉，循股阴，入毛中，过阴器，抵小腹，挟胃，属肝，络胆，上贯膈，布胁肋，循喉咙之后，上入颃颡，连目系，上出额，与督脉会于巅。其支者，从目系下颊里，环唇内。其支复从肝，别贯膈，上注肺。

《灵枢》卷三·经脉第十

【译文】

足厥阴肝经的经脉起始于足大趾趾背第一节生长短毛的部位。向上沿足背达距内踝1寸的部位，即中封穴处上达于内踝上8寸的位置与足太阴脾经交叉，走行于足太阴脾经之后，上达于腘窝内缘，再沿大腿内侧，向上进入阴阜上阴毛丛生处，然后环绕阴器。左右足厥阴肝经各从本侧抵达小腹，向上经过胃腑侧面形成挟胃之势，属抵于本经所属的肝脏，绕络于胆腑。十二经脉中任何一经均是左右两支对称而行。经文并无左侧之经在某处也转向右侧去属肝络胆，故属肝络胆者应是右侧之经。左右两侧经脉继续从本侧向上穿过横膈膜，散络胸腔内的胁肋部，继续向上沿着咽喉之后上行，经过咽喉上方的鼻咽部上连于眼与脑相联结的脉络。从那里上达额部再达巅顶百会穴，与督脉相会合。它的支脉从眼脑相联脉络处分出，向下行，沿两颊的口内缘，环绕口唇内侧。另外一条支脉从本经所属的肝分别而出，向上贯穿膈肌，再向上贯注于肺脏。至此，从手太阴肺经出发，逐经衔接，又终注肺内，左右三阴、三阳十二经脉相衔相连，循环无端，人体生命气机贯输流通，生生不息。这一循环网络又与冲、任、督、带等脉络沟通，形成人体生命信息的周天网络。一息尚存这一网络流通不已，生命结束这一网络便无影无踪。人体虽仅四肢百骸，而未知之度何异浩瀚宇宙！有志医学者请揣度经络。

足厥阴肝经经络循行示意图见图90。

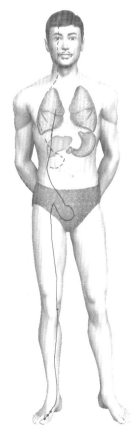

图90

二、经络主病

【原文】

是动则病腰痛不可以俛仰，丈夫癀疝，妇人少腹肿，甚则嗌干，面尘，脱色。是主肝所生病者，胸满，呕逆，飧泄，狐疝，遗溺，闭癃。为此诸病，盛则写之，虚则补之，热则疾之，寒则留之，陷下则灸之，不盛不虚以经取之。盛者，寸口大一倍于人迎，虚者，寸口反小于人迎也。

《灵枢》卷三·经脉第十

【译文】

外邪侵入本经使经气逆乱，则会发生腰疼，难以弯腰，难以后仰，即腰部转动困难。腰部疼痛无非筋骨为病。肝主宗筋；肝胆相表里，胆经循行一身之骨架；腰为肾之府，肾主骨生髓，肾属水，肝属木，乙癸同源。肝经为病出现腰疼自可理解。至于肝经逆乱，男子患疝气，女子少腹肿胀，皆本经循行部位为患。甚则嗓子发干之症，经文将其列于女子之后，应系梅核气一症。本病系肝郁气滞、情志不遂所致，治当疏肝解郁，针刺肝经腧穴疗效肯定。肝经患病面如蒙尘，其色无华，前文已述。

如果病自内生，肝脏自身功能障碍则胸满，系肝经贯膈上注肺，肺居胸中，肝病及肺则胸满。呕逆、飧泻，则为肝气横逆，克伐脾土之症。疝气、尿失禁、排尿困难亦为脏病及经，经行部位气机不顺之症。治疗上述疾病离不开虚则补之、实则泻之的治疗大法。属热的速刺不留针，属寒的留针致气以祛寒，气虚下陷的采用灸法升提清气。单纯经气不通并未出现明显虚实症状的就单取本经疏通经气即可。邪实正不虚的寸口脉搏较人迎脉搏大一倍，病久气虚者寸口脉搏较人迎脉搏为小。

三、经穴、主病歌

十四穴足厥阴经，大敦踇趾甲外应，
亦有取之在三毛，行间赤白趾缝中，
太冲跖骨基底前，商丘解溪定中封，
蠡沟内踝上五寸，中都七寸取分明，
膝关内辅骨下缘，一寸横对阴陵泉，
曲泉屈膝纹上陷，阴包直上四寸连，
五里三寸对气冲，气冲二寸对阴廉，
急脉阴器二寸五，章门十一肋骨端，
期门乳下末肋下，或曰乳下二肋间。

　　　　　　※　　※　　※

针灸大敦疝病清，救急止漏与调经，
行间失眠病小溲，肝经诸病取太冲，
神志脏躁癫狂痫，痹痛抽搐发惊风，
中封踝疾肌内取，小溲不利夜遗精，
蠡沟遗精经不调，中都调经止漏崩，
膝关曲泉关生育，泻利腹痛章门应，
积聚呕吐不欲食，期门实热满肝经，
积聚胁肋痛不解，一针血室热可清。

【释义】

　　足厥阴肝经有 14 个腧穴（图 91～图 96）。大敦穴在足蹈趾甲根外 1 分处。另外一个取法是大蹈趾背第一节三毛处。行间穴是在第一、第二趾趾蹼赤白肉际上。太冲穴在第一、第二跖骨结合部前凹陷中。中封穴在足太阴脾经商丘与足阳明胃经解溪两穴连线中点。该点在内踝前，胫骨前肌肌腱内缘的陷窝中。内踝尖上 5 寸是蠡沟穴，上 7 寸是中都穴。在小腿上，足太阴脾经沿小腿内侧胫骨后缘上行。蠡沟、中都两穴在足太阴脾经之前，在足胫骨内缘之上。中都穴下一个穴是膝关，已交于足太阴脾经之后，在内辅骨下缘，其前是阴陵泉穴，与阴陵泉穴平行相对，两穴相距 1

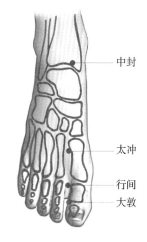

图 91

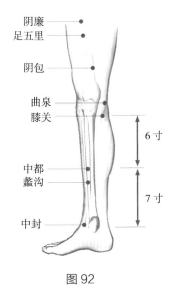

图 92

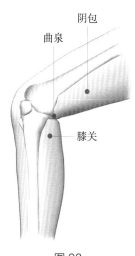

图 93

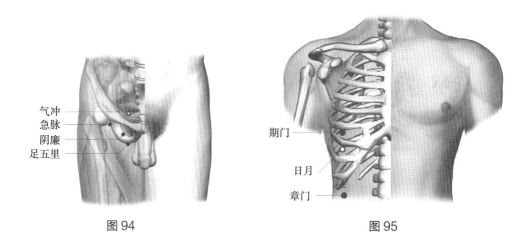

图 94   图 95

寸。曲泉穴在膝关节内侧，屈膝时横纹头上方陷窝中。阴包穴在大腿内侧中线上，股骨内上髁上 4 寸。与足阳明胃经气冲穴直上相对，距气冲穴 3 寸是足五里穴，2 寸是阴廉穴。急脉穴距阴器 2.5 寸，在气冲穴外下的腹股沟上。急脉下一个腧穴是章门穴，该穴在第十一肋骨的末端。本经最后一个穴期门，在乳头垂直下方最末一肋的下缘。另外一个说法是乳头直下第二个肋间，与《针灸学》(第 2 版、第 3 版)取穴一致，即乳中线第六肋间隙。

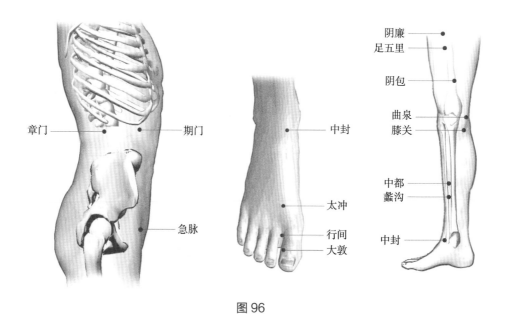

图 96

【注】

针刺、艾灸大敦穴可以治疗疝气病。该穴是井穴，有急救之功，并有止漏调经的作用。行间穴可治疗失眠症，并有治疗排尿方面的作用。本经所有疾病均可选用太冲穴治疗，该穴并有安神定志之功，用以治疗脏躁、癫疾、狂证、痫证、高热抽搐、小儿惊风以及麻痹疼痛诸多症候。中封穴治疗足踝疾患以及小便不利、滑精梦遗之症。蠡沟穴亦可止遗并有调经之效。中都穴尤长于调经止崩中漏下。膝关、曲泉两穴是种子安胎要穴。章门穴在腹上，常用于治疗胃肠疾患，诸如腹痛、泻利之症。期门为肝之募穴，善清肝经实热，用治热入血室之症以及气结血瘀之积聚、肝郁不舒之胁肋胀痛。惟用针宜平刺，切不可达于胸内膜，施针者应如临深渊，如履薄冰，慎之又慎。

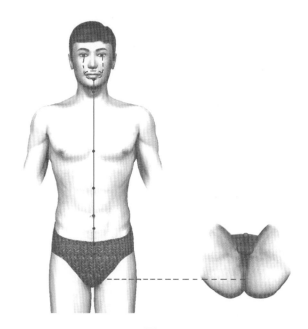

任 脉

一、经络循行

【原文】

任脉者，起于中极之下，以上毛际，循腹里，上关元，至咽喉，上颐，循面入目。

《黄帝内经·素问》骨空论篇第六十

【译文】

任脉起于中极穴的下面，向上走行，到达阴阜上的阴毛丛生处，沿腹壁内侧，循腹中线上到关元穴，再直上到达咽喉，再向上到下颌承浆穴后，分成对称两支，上达面颊，入于眼内。

任脉循行示意图见图 97。

图 97

二、经络主病

【原文】

任脉为病男子内结七疝，女子带下瘕聚。

《针灸甲乙经》卷二，奇经八脉第二

【译文】

任脉出现病变，男人主要是疝病；女性则为赤白带下、癥瘕积聚之症。古人将疝分为七类，分法不尽相同。而疝，现代医学多处均可出现。而本经文所指均为皮下环、腹环松弛，腹腔内肠系膜等组织由上述两薄弱处凸入阴囊内或腹壁膨隆处。女人所患之病，癥为有形肿物，瘕则游移无形；积为固定不移，聚则痛无定处。

三、经穴、主病歌

二十四穴任脉通，生殖小溲与月经，
男疝女带和瘕聚，喘咳胃肠与神情，

会阴曲骨到中极，关元石门气海清，
阴交神阙到水分，下脘建里中脘应，
上脘巨阙鸠尾量，中庭膻中到玉堂，
紫宫华盖到璇玑，天突廉泉到承浆，
中庭上穴隔寸六，中庭下穴一寸程，
石门阴交隔气海，首尾四穴不在中。

※　　※　　※

阴交以下调月经，会阴又治外阴病，
曲骨中极到关元，遗精阳痿尿遗癃，
关元气海培元气，救逆厥回脱可生，
鸠尾以下到神阙，胃痛腹痛效堪曰，
上偏胃痛下偏腹，胃痛中脘效伦绝，
心痛癫狂与痫证，妙在鸠尾和巨阙，
璇玑以下到中庭，咳嗽哮喘胸胁疼，
催乳并调上焦气，两乳之间取膻中，
天突暴喑发哮喘，廉泉暴喑舌肿疼，
承浆牙痛口眼㖞，任脉诸穴此为终。

【释义】

任脉共有24个腧穴（图98～图101），所治疾病为生育方面，女子月事，带下，男女排尿方面及疝气、癥瘕积聚、咳嗽气喘、情志疾患。任脉对女性尤为重要，经带胎产俱为所关。任脉从会阴穴发起后，沿人体前正中线由下向上走行，腧穴的顺序是会阴、曲骨、中极、关元、石门、气海、阴交、神阙、水分、下脘、建里、中脘、上脘、巨阙、鸠尾、中庭、膻中、玉堂、紫宫、华盖、璇玑、天突、廉泉、承浆。取穴的分寸是中庭以上的胸上穴位，相邻两穴之间相距1.6寸，即相隔一骨。中庭以下的腹上穴位，相邻两穴距离1寸。腹上穴只有气海例外。石门、阴交两穴与其他腹穴相距规律一致，距离1寸，两穴中间出

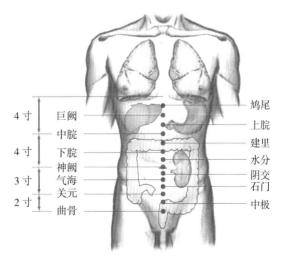

图98

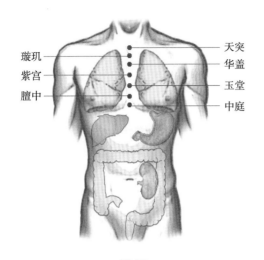

图 99

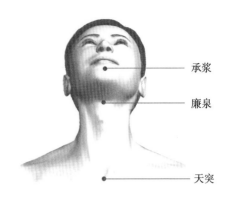

图 100

现一气海穴，气海下距石门、上距阴交均为0.5寸。起始会阴、曲骨两穴，会阴在前后阴中点，曲骨在耻骨联合上缘中点。最末两穴廉泉在喉结上缘中点，承浆在颏唇沟凹陷中点。

【注】

阴交以下7穴均为调经要穴。会阴穴处两阴之间，所以外阴有病常取之。曲骨、中极、关元3穴是治疗遗精、阳痿、尿失禁、排尿困难及尿痛、尿频的拿手穴位，是补是泻，是针是灸，据情而定，辨证无误撒手定铊。关元、气海两穴是培元补气要穴，也是气功界气入丹田之所。该穴回阳救逆治厥治脱非他穴所能代之。神阙以上鸠尾以下中上腹穴位最常用治脘腹疼痛、胀满泻下等症。偏上者治胃，偏下者治腹。而

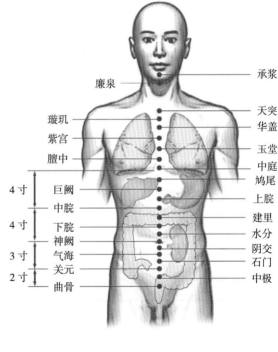

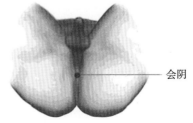

图 101

中脘一穴治疗胃脘疼痛其效绝伦。鸠尾、巨阙两穴治疗心痛、癫狂、癫痫其效妙不可言。中庭到璇玑胸上穴位均有止咳、祛痰、平喘之效，治疗胸胁疼痛更不待言。两乳之间的膻中穴，可谓穴中之魁斗。此穴下为心、肺，内主宗气，气功家之中丹田。现代医学则关乎呼吸功能、冠状动脉向心脏供血功能。确能谙熟此穴，得之于心，应之于手，那么在临床中就会游刃有余。至于本穴尚能催乳、调理上焦气机则该穴功能之枝末也。天突一穴可治疗突然暗哑及哮喘。唯须掌握好进针方向。进针后针尖不可以向左右偏斜，沿胸骨柄后垂直缓缓进针 1~1.5 寸，不可过深。特别是哮喘患者，肺尖膨胀，针尖偏斜易致气胸。进针过深易伤及大动静脉，万勿莽撞。廉泉穴可治暗哑及舌部疾患。承浆穴可治牙疼及口眼㖞斜。唯此穴痛感较强。凡痛感强的穴位，遇老年人及有心脏病的人，应极审慎。

督　脉

一、经络循行

【原文】

督脉者，起于少腹以下骨中央。女子入系廷孔，其孔溺孔之端也。其络循阴器，合篡间……其男子循茎下至篡，与女子等。

　　　　　　　　　　《黄帝内经·素问》骨空论篇第六十

督脉者，起于下极之俞，并于脊里，上至风府，入属于脑，上巅循额，至鼻柱，阳脉之海也。

　　　　　　　　　　《针灸甲乙经》卷之二引《难经》语

【译文】

督脉起于少腹下面耻骨的中央处。向下系连于女人的阴蒂，它的脉络分开沿着阴器向后在会阴穴合并。对于男子也是分开沿着阴茎到会阴穴合并，这与女子的循行是一致的。在下极的腧穴，《素问》称为篡的位置，即会阴穴，继续向后抵长强穴转而向上，与脊柱相并而行。到达风府穴，向内属抵于髓海的脑，在巅顶位置向前沿额骨到达鼻梁，再向下抵龈交穴。

督脉循行示意图见图 102。

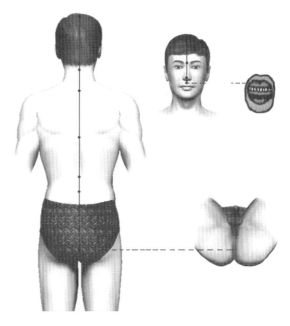

图 102

二、经络主病

经文阙。

三、经穴、主病歌

头重脊强背反张，督有二十八金刚，
生育小溲神志病，补督解表体复康，
上齿龈缝取龈交，兑端位于唇吻梢，

三分人中定水沟，鼻头高处取素髎，
发际五分是神庭，发际一寸乃上星，
囟会上星隔一寸，一寸五分向后行，
前顶百会到后顶，强间脑户风府应，
风府五分到哑门，哑门发际五分程，
大椎正当一椎上，尾闾骨端取长强，
椎下还有十二穴，陶一身三五道详，
台六阳七筋缩九，十中十一脊中藏，
悬枢命门十三四，二十一腰十六阳。

※　　※　　※

大椎以下治腰疼，腰脊大椎到脊中，
阳关腰俞偏腰骶，长强遗精与肠风，
痔漏脱肛取长强，腰俞治痿调月经，
身杜阳关上下痿，命门阳痿和遗精，
抽搐癫痫取筋缩，至阳黄疸灵台疗，
心神当须取神道，陶道大椎能劫疟，
大椎可已癫狂痫，振阳强身治感冒，
暴喑聋哑哑门应，头痛风府到神庭，
风府疏风定神志，百会脱肛垂子宫，
神志心神眼目眩，鼻病素髎与上星，
神志腰疼发脏躁，救急水沟最有效，
兑端吻强牙齿痛，牙痛牙疳取龈交。

【释义】

督脉经络主病因书简残缺，难据经典，后世观察往往有头重眩晕、脊背强直、角弓反张之症。后者为神昏抽搐之征象，病症不为不重。但本经起于元阳之根，上抵元神之海，经行一身之脊梁，并髓而行，经上腧穴力可扛鼎，岂非金刚力士也！罹有生育、排尿、神志方面症状以及外感疾患，补泻得当其效难量。

督脉由下上行，出于临床取穴定准穴位实际做法，歌诀腧穴顺序由上向下，与经行相反，取便而已，望知悉（图103～图106）。

龈交穴在上齿龈上，上唇系带与齿龈连接处。兑端在上唇正中尖端，唇红与皮肤交接处。人中的上1/3与下2/3相交处为水沟穴。鼻头高处正中点是素髎穴。督脉走在人体正中线上。前4穴均在面正中线上，头部腧穴则处在头正中线上。神庭穴入前发际5分。上星穴入前发际1寸。上星穴上1寸是囟会穴。从囟会开始向后发际方向，每隔 1.5 寸有 1 个腧穴，分别是前顶、百会、后顶、强间、脑户、风府。风府穴距后发际 1 寸。距后发际线与风府穴各 5 分是哑门穴。大椎穴在第七颈椎下，第一胸椎上的椎间隙。长强穴在尾闾骨与肛门连线中点。大椎穴与长强穴之间尚有 12 个腧穴。仍由上向下反经行方向去数，分别是陶道、身柱、神道、灵台、至阳、筋缩、中枢、脊中、悬枢、命门、腰阳关、腰俞。陶道在一椎下，身柱在三椎下，神道在五椎下，灵台在六椎下，至阳在七椎下，筋缩在九椎下，中枢在十椎下，脊中在十一椎下，悬

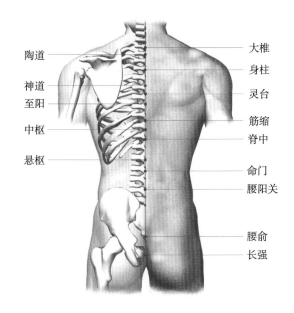

图 103

枢在十三椎下，命门在十四椎下，腰阳关在十六椎下，腰俞在第二十一椎下。上文椎体顺序是从第一胸椎开始向下排列，腰椎、骶椎接续。

【注】

大椎以下直至长强，腰背穴位均可治疗腰疼。腰脊病痛尤以脊中到大椎背部胸椎下的穴位疗效更佳。而腰阳关、腰俞对腰骶部病患就近取穴疗效更直接。长强穴则常用治疗痔漏、脱肛、遗精、肠风下血。腰俞一穴又治痿躄与月经不调。身柱治上肢痿软，阳关穴治下肢痿软。命门穴有补肾壮阳之功，可治疗男子遗精、阳痿。

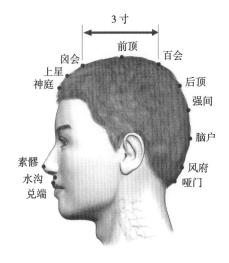

图 104

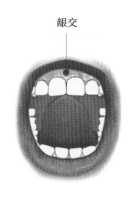

图 105

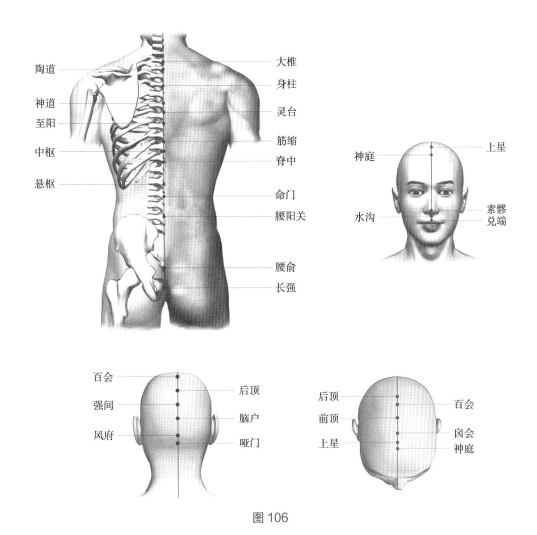

图 106

对经穴的功能应举一反三，即能治男子遗精阳痿，当然也可治女子性冷淡及子宫卵巢方面疾患。筋缩之名，顾名思义，自然可治抽搐癫痫，推而广之，手足震颤，面肌痉挛，帕金森病岂能无效。至阳穴可治黄疸。灵台穴可截疔疮。心神疾患可取神道穴。陶道、大椎的特殊功能是截疟，治疗疟疾。大椎穴又可治疗癫、狂、痫。该穴是补督强身要穴，感冒发烧，身体羸弱均可取之。突然暗哑、耳聋可取哑门穴。但此穴虽有功能，最好不用。穴下近生命中枢的延髓，别说用针，即使开玩笑，以手作刀砍头，虽皮肉无伤亦有致死先例。所治疾患又非无他穴可选，冒此风险所为何来！头痛之症从风府到神庭头上诸穴皆可治之。风府一穴既可疏风解表，又可安神定志。此穴进针亦应审慎。百会穴以上治下，可治疗脱肛、子宫下垂。百会功能广泛，诸如心神不宁、头痛眩晕，不一而足。鼻中之病可取素髎、上星。水沟穴是救急最常用穴位，以针以指均有效验，群众皆会应用。治疗腰痛也有奇效。脏躁发作，遇神遇鬼，本穴为孙真人十三鬼穴之首，果断下针，往往一针即效。

十四经经气周流图

十四经逐经接续，如环无端，经隧中经气周流不息，生命存在，运行不止，生命停止，运行终止，经隧消失。参阅下卷《灵枢》营气篇。

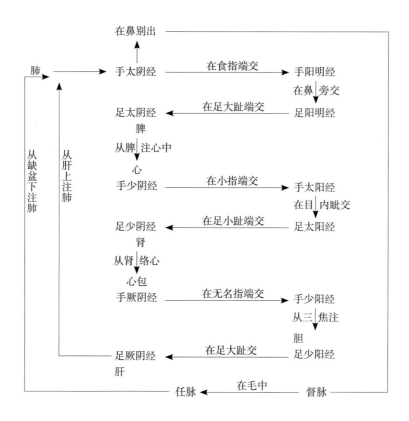

注：此图据《灵枢》卷三，经脉第十经络循行绘制

手足三阴经三阳经走行方向

【原文】

黄帝曰：脉行之逆顺奈何？岐伯曰：手之三阴从藏走手，手之三阳从手走头。足之三阳从头走足，足之三阴从足走腹。

《灵枢》逆顺肥瘦第三十八

三阴三阳经走行歌

手之三阴胸走手，手之三阳手走头，
足之三阳头走足，足之三阴足走腹。

冲　脉

一、经络循行

【原文】

冲脉者，起于气街，并少阴之经，侠脐上行，至胸中而散。

《黄帝内经·素问》骨空论篇第六十

【译文】

冲脉起于足阳明胃经的气冲穴，并少阴经脉挟脐向上行走，走到胸中，经气布散。冲脉有左右两支，对称而行，上行经过脐部时，形成挟脐之势。经文文字起于气街，并少阴之经，《黄帝内经素问白话解》作者将少阴更为少阳，笔者赞同此解。因足少阴经脉由股内后廉入腹，向后行贯脊，属肾，络膀胱。而足少阳胆经则络肝，属胆，循胁里，出气冲。气冲即气街，为冲脉源起之穴。《难经》又改《素问》语，直书并足阳明之经。文义果决无他解之可能。《内经》《难经》所述不同，为后世学术讨论留出空间。

冲脉循行示意图见图 107。

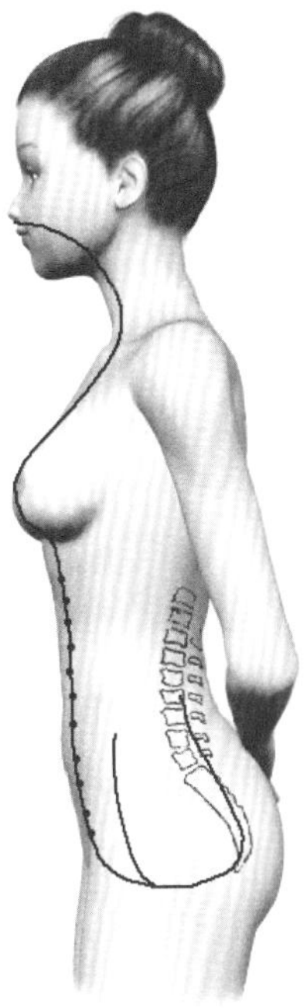

二、经络主病

【原文】

冲脉为病，逆气里急。

《黄帝内经·素问》骨空论篇第六十

【译文】

冲脉有病，则冲脉不能顺畅上行，出现腹部胀满，欲便欲溺难以控制之感。

三、经穴

据《针灸甲乙经》卷之二第二，卷之三第十九、第二十，冲脉并无本经自属穴

图 107

位，经上之穴是与任脉、足阳明胃经、足少阴肾经交会之穴，共 14 个穴。与任脉交者会阴、阴交，与足阳明经交者气冲，与足少阴经交者横骨、大赫、气穴、四满、中柱、肓俞、商曲、石关、阴都、通谷、幽门。

　　《灵枢》海论第三十五，岐伯曰："冲脉者为十二经之海，其输上在于大杼，下出于巨虚之上下廉。"巨虚上廉、巨虚下廉今或称上巨虚、下巨虚，或称上廉、下廉。《针灸甲乙经》卷之三第八大杼……足太阳、手太阳之会。卷之三第三十三巨虚上廉，足阳明与大肠合。巨虚下廉，足阳明与小肠合。上 3 穴均未列为冲脉会穴。今据《灵枢》补出大杼为冲脉与足太阳膀胱经之交会穴。巨虚上廉、巨虚下廉为冲脉与足阳明胃经交会穴。《灵枢》逆顺肥瘦第三十八，岐伯曰："夫冲脉者，五脏六腑之海也……其下者注少阴之大络。"足少阴之大络是十五络脉之一即大钟穴。据《灵枢》上述两篇经文大杼、巨虚上廉、巨虚下廉、大钟 4 穴均为冲脉灌输他经之腧穴。而《针灸甲乙经》均未列入，现补入，冲脉与他经交会之穴共 18 个穴位。

带 脉

一、经络循行

【原文】

带脉者起于季胁，回身一周。

《难经》二十八难

【译文】

带脉起于侧胸部的末梢，绕身一周，如腰带状，带脉之名概源于此。

带脉循行示意图见图 108。

二、经络主病

【原文】

带之为病，腹满，腰溶溶若坐水中。

《难经》二十九难

【译文】

带脉发生疾病会出现腹部胀满，腰部弛缓无力，难以支撑身体。

三、经穴

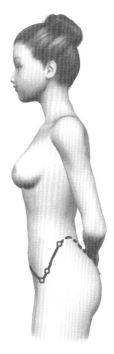

图 108

据《针灸甲乙经》卷之三第二十三，带脉有 3 个腧穴，均是与足少阳胆经交会之穴，3 个穴为带脉、五枢、维道。

阳跷、阴跷

一、经络循行

【原文】

阳跷脉者起于跟中，循外踝上行，入风池。阴跷脉者亦起于跟中，循内踝上行，至咽喉，交贯冲脉。

《难经》二十八难

【译文】

阳跷脉发起于足跟之中，沿着足外踝，顺腿外侧面，即阳面，上行，终点进入足少阳胆经的风池穴。阴跷脉也起于足跟之中，沿着内踝，顺腿内侧面，即阴面，上行，达到咽喉，转向胸内，与冲脉贯通。

阳跷、阴跷循行见图109、图110。

二、经络主病

【原文】

阴跷为病，阳缓而阴急。阳跷为病，阴缓而阳急。

《难经》二十九难

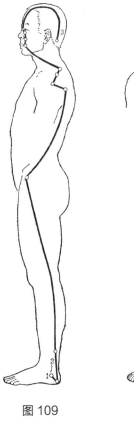 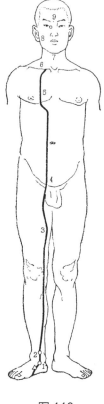

图109 　　　　　　图110

【译文】

阳跷、阴跷共4条经脉，人体左右肢体由足跟发出沿左右下肢、躯干阴阳两侧走行。跷脉为病循行路径的肢体筋脉不适，缓急不协。阴跷有病，则阴侧拘急，阳侧弛缓；阳跷有病则阳侧拘急，阴侧弛缓。

三、经穴

据《针灸甲乙经》卷之三第十、第十三、第二十三、第三十五，阳跷脉分别与足太阳膀胱经、足阳明胃经、手太阳小肠经、手阳明大肠经、手少阳三焦经、足少阳胆经相交会，共12个交会穴，分别是与足太阳相交的睛明、跗阳、仆参、申脉，与足阳明相交的承泣、巨髎、地仓，与手太阳相交的臑俞，与手阳明相交的肩髃、巨骨，与手少阳相交的天髎，与足少阳相交的居髎。据《针灸甲乙经》卷之三第十、第三十二，阴跷脉与足太阳膀胱经、足少阴肾经相交会，有 3 个交会穴，与足太阳交会睛明穴，与足少阴交会照海穴、交信穴。

阳维、阴维

一、经络循行

【原文】

阳维阴维者维络于身，溢畜不能环流灌溉诸经者也。故阳维起于诸阳会也，阴维起于诸阴交也。

《难经》二十八难

【译文】

阳维、阴维两脉维络于身体。这两脉的功能是起调节十二经经气的作用。经文溢畜两字，溢是满者向空虚处流灌，畜指蓄，是受纳满溢处之灌注。当十二经经气满溢时两经受纳满溢之气，当十二经经气空虚时，两经予以补充。所以阳维、阴维两经并不与十二经脉一起环流。阳维起于各阳经交会之处，阴维起于各阴经交会之处。

阳维、阴维循行示意图见图111、图112。

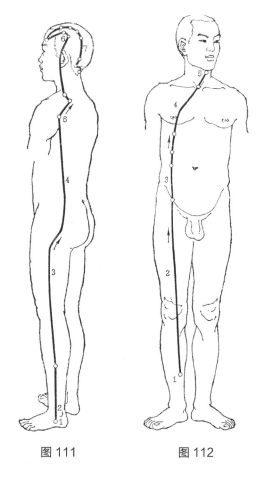

图 111　　　　　图 112

二、经络主病

【原文】

而人脉隆盛，入于八脉，而不环周，故十二经不能拘之。其受邪气，畜则肿热，砭射之也。

《难经》二十八难

【原文】

阳维维于阳，阴维维于阴，阴阳不能自相维，则怅然失志，溶溶不能自收持。阳维为病苦寒热，阴维为病苦心痛。

《难经》二十九难

【译文】

人体经脉满盈经气流溢于奇经八脉之中，但八脉所起的是溢蓄调节作用，并不与十二经一起环流，所以八脉盈也好，虚也罢，十二经的环流都对之无拘系带动作用。如果八脉受邪，自然也包括阳维、阴维，邪气不能随时溢泻，蓄积久之则郁而化热，该脉布络区域就会出现肿痛发热情况，必须采取砭刺之法，放出离经恶血，方能热退肿消，邪去身安。

阳维、阴维溢蓄调节作用也是维系阴阳平衡的作用。如果该两经有病，失去维系阴阳平衡作用，此人就会出现精神恍惚、记忆力减退，肢体痿软疲惫、不能自持的现象。这是阳维、阴维患病的共性。阳维维系三阳经，其为病三阳经失运，太阳为病发热恶寒，阳明为病壮热不寒，少阳为病寒热往来。阴维维系三阴经，其为病累及三阴，病及营血，则发为心痛。

三、经穴

阳维脉，据《针灸甲乙经》卷之三第一、第二、第四、第六、第十、第十二、第三十四、第三十五，该经与足少阳胆经、足太阳膀胱经、手少阳三焦经、手太阳小肠经、督脉相交会，共有 15 个交会穴。与足少阳交会的有本神、阳白、头临泣、目窗、正营、承灵、脑空、风池、肩井、阳交，与足太阳交会的有金门，与手少阳交会的有天髎，与手太阳交会的有臑俞，与督脉交会的有风府、哑门。

据《针灸甲乙经》卷之三第十二、第十四、第二十二、第三十二，阴维脉与足少阴肾经、足厥阴肝经、足太阴脾经、任脉相交会，共有 7 个交会穴。与足少阴交会筑宾，与足厥阴交会期门，与足太阴交会府舍、大横、腹哀，与任脉交会天突、廉泉。

五俞穴

【原文】

经言所出为井，所溜为荥，所注为俞，所行为经，所入为合。

《难经》六十八难

故所止辄为原。

《难经》六十六难

五俞歌

所出为井所溜荥，所注为俞所行经，
所止为原所入合，阴经原俞一穴承。

【释义】

经气涌出之穴为井；经气运行如湍急水流之穴为荥；经气灌注之穴为俞；经气畅行之穴为经；经气留止之处为原；经气由外入内，由表入里，由浅入深之处为合。

	井	荥	输	原	经	合
手太阴肺	少商	鱼际	太渊	太渊	经渠	尺泽
手厥阴心包	中冲	劳宫	大陵	大陵	间使	曲泽
手少阴心	少冲	少府	神门	神门	灵道	少海
足太阴脾	隐白	大都	太白	太白	商丘	阴陵泉
足厥阴肝	大敦	行间	太冲	太冲	中封	曲泉
足少阴肾	涌泉	然谷	太溪	太溪	复溜	阴谷
手太阳小肠	少泽	前谷	后溪	腕骨	阳谷	小海
手阳明大肠	商阳	二间	三间	合谷	阳溪	曲池
手少阳三焦	关冲	液门	中渚	阳池	支沟	天井
足太阳膀胱	至阴	通谷	束骨	京骨	昆仑	委中
足阳明胃	厉兑	内庭	陷谷	冲阳	解溪	三里
足少阳胆	窍阴	侠溪	临泣	丘墟	阳辅	阳陵泉

十六郄穴、八会穴

十六郄穴歌

郄乃骨肉隙，本是气血集，

病症反应点，临床能救急。

肺向孔最取，大肠温溜逼，

胃经是梁丘，脾郄在地机，

小肠名养老，心经取阴郄，

膀胱求金门，肾向水泉觅，

心主郄门寻，三焦会宗郄，

胆郄在外丘，肝郄中都立

阳跷走跗阳，阴跷交信里，

阳维阳交系，阴维筑宾提。

八会穴

【原文】

经言八会者何也？然府会大仓，藏会季胁，筋会阳陵泉，髓会绝骨，血会膈俞，骨会大杼，脉会太渊，气会三焦。

《难经》四十五难

【译文】

经文中大字即太字，大仓即太仓，中脘一名太仓。章门穴别名季胁。三焦指膻中穴。六腑之会是任脉的中脘穴；五脏的会穴是足厥阴肝经的章门；筋之会为足少阳胆经的阳陵泉；髓之会穴为足少阳胆经的绝骨，亦称悬钟；血之会穴为足太阳膀胱经的膈俞；骨之会穴为足太阳膀胱经的大杼穴；脉之会穴为手太阴肺经的太渊；气之会穴为任脉的膻中穴。

八会穴歌

气膻中兮血膈俞，筋阳陵泉骨大杼，

脏会章门腑中脘，脉会太渊髓绝骨。

附：十四经穴走行简图及穴位全图（图113～图123）

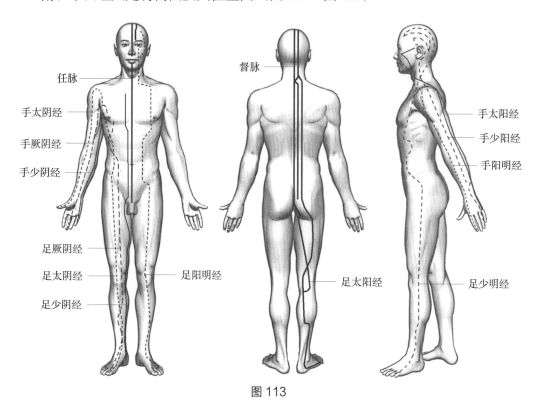

图 113

任脉

手太阴经

手厥阴经

手少阴经

足厥阴经

足太阴经

足少阴经

足阳明经

督脉

足太阳经

手太阳经

手少阳经

手阳明经

足少明经

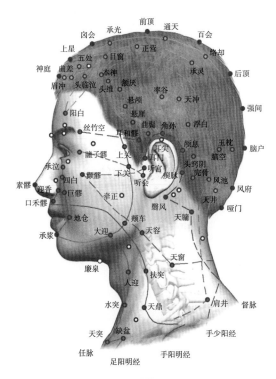

图 114

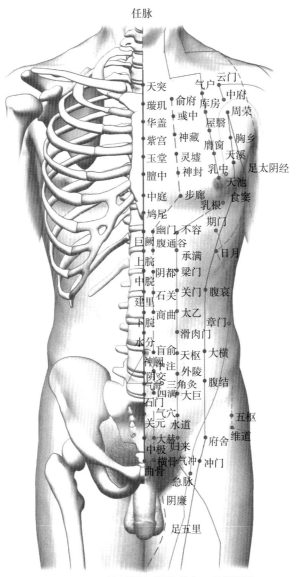

图 115

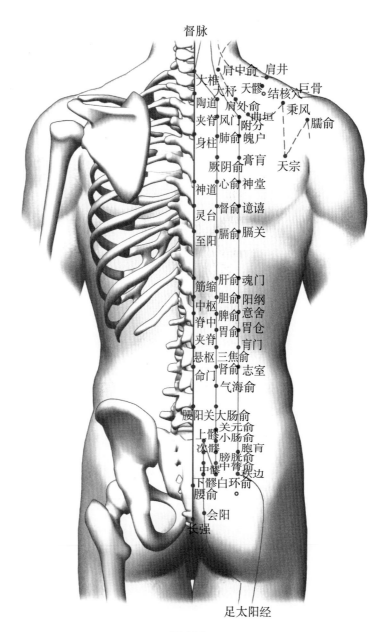

督脉

肩中俞　肩井
大椎
　　大杼　天髎　结核穴　巨骨
陶道
　　肩外俞　　　秉风
夹脊　风门　曲垣　　　臑俞
身柱　　附分
　　肺俞　魄户
厥阴俞　膏肓
　　　　　　　天宗
神道　心俞　神堂
灵台　督俞　譩譆
至阳　膈俞　膈关

筋缩　肝俞　魂门
中枢　胆俞　阳纲
脊中　脾俞　意舍
夹脊　胃俞　胃仓
悬枢　　　　肓门
命门　三焦俞
　　肾俞　志室
　　气海俞

腰阳关　大肠俞
　　　关元俞
上髎　小肠俞
次髎　　　胞肓
　　膀胱俞
中髎　中膂　秩边
下髎　白环俞
腰俞
　　会阳
长强

足太阳经

图 116

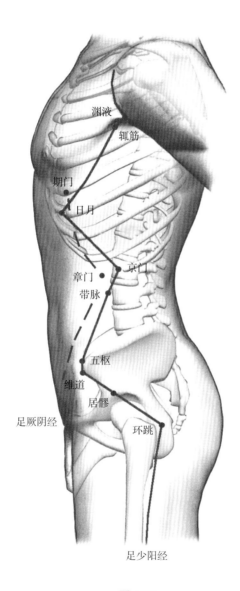

渊液

辄筋

期门

日月

章门

带脉

京门

五枢

维道

居髎

足厥阴经

环跳

足少阳经

图 117

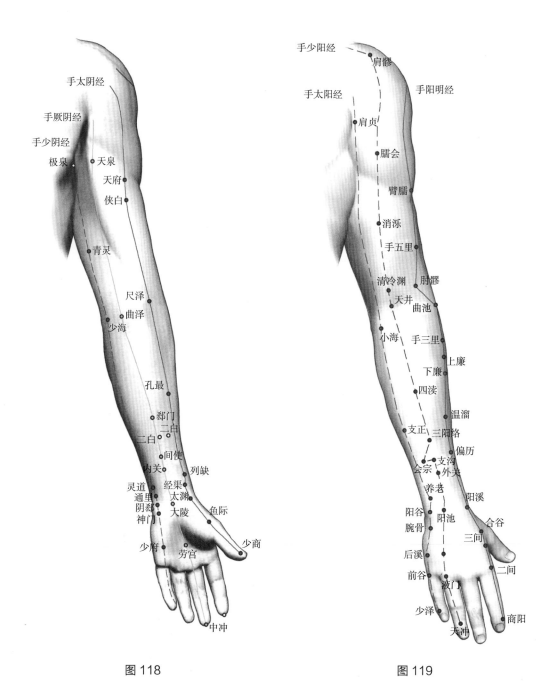

图 118　　　　　　　　　　　　图 119

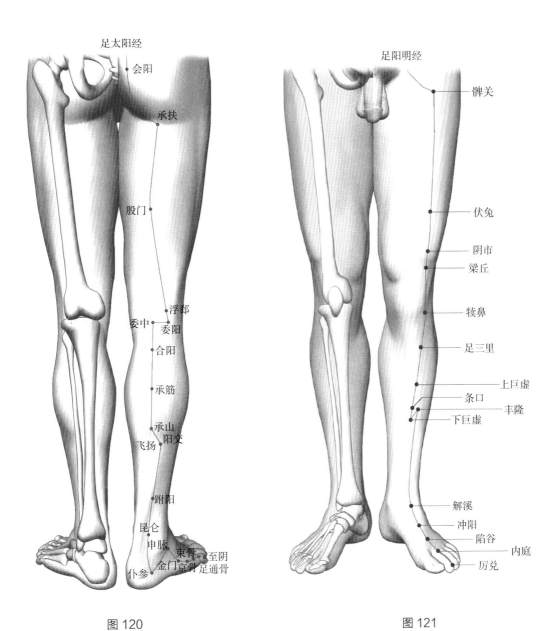

足太阳经
会阳
承扶
殷门
浮郄
委中
委阳
合阳
承筋
承山
阳交
飞扬
跗阳
昆仑
申脉
束骨
金门 京骨 足通骨
仆参
至阴

足阳明经
髀关
伏兔
阴市
梁丘
犊鼻
足三里
上巨虚
条口
丰隆
下巨虚
解溪
冲阳
陷谷
内庭
厉兑

图 120　　　　　　　　　　　　图 121

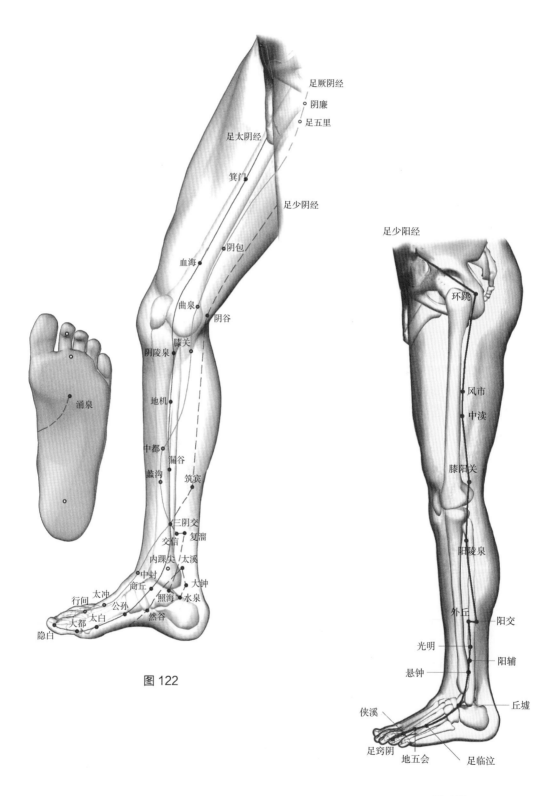

足厥阴经
阴廉
足五里
足太阴经
箕门
足少阴经
阴包
血海
曲泉
阴谷
膝关
阴陵泉
地机
涌泉
中都
漏谷
蠡沟
筑宾
三阴交
复溜
交信
内踝尖
太溪
中封
大钟
商丘
太冲
照海
水泉
行间
公孙
然谷
太白
大都
隐白

图 122

足少阳经
环跳
风市
中渎
膝阳关
阳陵泉
外丘
阳交
光明
阳辅
悬钟
丘墟
侠溪
足窍阴
地五会
足临泣

图 123

经外奇穴歌

金津玉液舌底藏，脏躁失音舌病扬，

消渴呃逆针海泉，舌系带前莫彷徨，

软骨上缘鼻中病，迎香一寸上迎香，

眩晕鼻疾前头痛，两眉之间取印堂，

三眼穴治偏头痛，印堂向上一眼量，

直上发际治头痛，翳膜耳尖灸之良，

眉梢眼外约一寸，火眼头痛取太阳，

鱼腰眼疾前头痛，横刺眉心向两旁，

脏躁癫痫头晕痛，神聪百会取四方，

大椎上二一寸旁，喘咳瘰疬百劳彰，

七颈椎上是崇骨，头痛咳嗽项背强，

第五椎突旁寸半，患门喘咳虚痨殃，

气喘穴可治喘咳，七椎之旁二寸量，

十三椎旁三寸半，痞根几壮痞积扬，

腰眼腰痛赤白带，十六七椎四寸旁，

腰奇腰俞上二寸，急惊癫痫止复张，

华佗喘咳腰脊痛，五分十七伴中行，

三角灸可治腹痛，脐下两点口作长，

十宣指甲一分前，救急手指痛麻顽，

食中环小中节纹，四缝祛蚘可治疳，

八邪指缝赤白际，手臂红肿痛不堪，

大骨空可治眼疾，拇指背侧指节间，

眼疾指痛小骨空，小指关节灸同前，

腕里疼痛喘并呕，阳池阳溪定中泉，

痔漏筋里筋外取，二白大陵四寸联，

脏躁癫痫甲根灸，趾指相并鬼哭痊，

肘尖瘰疬中魁胃，中魁中指中节尖，

趾缝赤白是八风，足背足趾麻木疼，

阑尾三里下二寸，或据敏点治肠痈，

四个膝眼病在膝，鹤顶膝上痿证清，

下肢疮癣百虫窠，膝内上陷三寸应，

环跳腰俞中间取，髋骨疼痛取环中。

【释义】

经外奇穴（图124～图135）是在长期针灸实践中发现的并不在已知经络上，但对某些疾病却有肯定疗效的穴位。在亿万年进化形成的人的生命体，奥秘深邃如苍穹。是什么管道把经外奇穴同它所治疾病的组织链接起来，此动而彼应？经络尚且未知，这一管道如何知之？知与不知它是存在的。

金津、玉液两穴，舌尖上扬，在舌系带两侧静脉上，手法是浅刺，亦可点刺出血，治疗脏躁、喑哑、舌本强硬。海泉穴则在舌系带上端与舌体联结部的舌体上，针刺时亦须舌尖上扬，针刺舌体而不刺舌系带，治疗消渴、呃逆。由鼻翼向上，鼻软骨与鼻骨相交处，左右各一，为上迎香穴，治疗鼻中各类疾病。头痛、眩晕、鼻中诸病可取印堂穴，此穴常用，位于两眉中间。印堂直上，一眼的位置，即患者本人内外眼角的距离，为三眼穴，治疗偏头痛。由此穴再直上达发际处，穴名亦称发际，治疗各类头痛。翳膜之类眼疾耳尖穴效果良好，可针可灸，该穴正处耳尖之上。怕取不准，可将耳向前对折，在上折角的顶端即是此穴。眉梢向外下延长，与眼角向外延长线相交处，距外眼角约1寸是太阳穴。此穴武功界把它说成薄弱点，但对针灸说来十分安全，面部各类疾患、头疼、眼病乃至感冒发烧均有疗效，是一个最常用的穴位。眼病、前头痛可取鱼腰穴，左右各一，在两侧眉心，施针时由眉心向眉头、眉梢两侧行针。以百会为中心，前后左右各距百会1寸，这4个穴位名四神聪，治疗脏躁、癫痫、头痛等精神、神经方面疾病。大椎穴向上2寸旁开1寸的位置，左右各一为百劳穴，该穴平喘，治疗瘰疬。第六颈椎下，第七颈椎上，两椎椎间隙是崇骨穴，治疗头痛、咳嗽、项背强硬之症。第五颈椎棘突

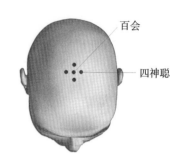

图 124

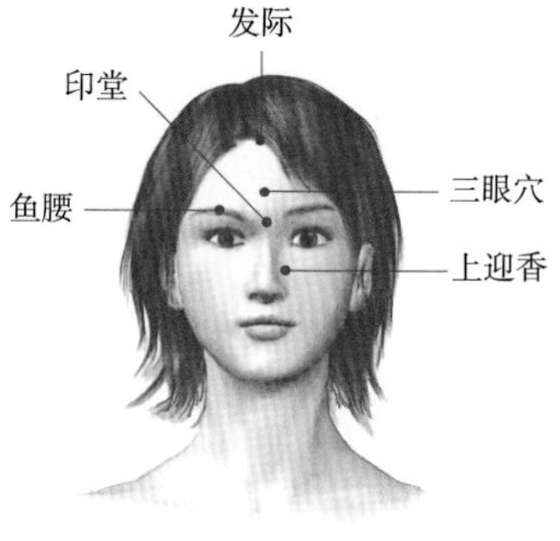

图 125

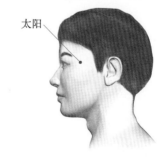

图 126

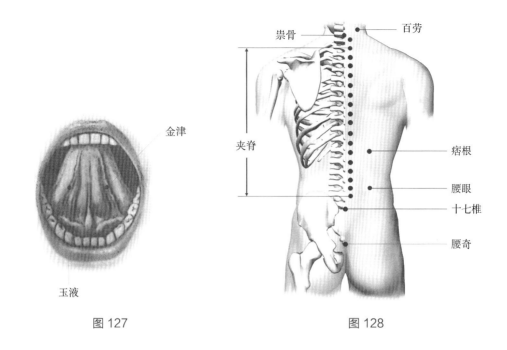

图 127   图 128

旁开 1.5 寸是患门穴，治疗虚痨喘咳之症。第七颈椎棘突旁开 2 寸是气喘穴，专治咳嗽喘促之症。第一腰椎棘突旁开 3.5 寸是痞根穴，施以艾灸，可治疗痞积。该穴下方是肾脏，最好不用针，如用针，针达皮下后，压平针体平刺。腰眼穴在第四腰椎下、第五腰椎上的椎间隙旁开 4 寸，治疗腰痛、月经不调、赤白带下。腰奇穴在督脉腰俞穴上 2 寸，治疗惊风癫痫之症。华佗夹脊穴从第一胸椎下至第五腰椎下旁

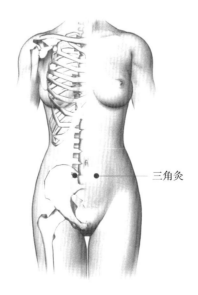

图 129

开 5 分，共 17 个穴位，两侧 34 个穴。可治疗
腰脊部疾患及喘咳诸疾。三角灸由灸法积验而
来，共 3 个穴，任脉神阙是其一，其下左右各
一穴，三穴之间相距均为患者两口角相距之长
度。神阙灸时隔姜，隔盐，不可直接艾灸；脐
下两穴艾条、艾炷均可，对腹痛、腹泻、痛
经、疝气均有疗效。十宣穴是十个手指指甲前
1 分处各有一穴，用于急救或手指麻木疼痛等
症。穴下神经末梢特别敏感，针时痛感很强，
非急救时很少应用。四缝穴治疗小儿疳疾并有
祛除蛔虫之功，穴在食、中、环、小四指掌面
中节横纹中，双手共 8 穴。针时点刺出血或
挤出少量黄白色液体。所用针毫针宜粗，三
棱针亦可。八邪穴在双手背面，8 个指缝的赤
白肉际上，用于手臂红肿、眼病、发烧及蛇
虫咬伤。大骨空在大指背侧，甲下指关节间；
小骨空在小指背侧中节的指关节间，双手共
4 个穴，大小骨空均可治疗眼病及手上疾患，
或针或灸随症选择。中泉穴在手少阳三焦经

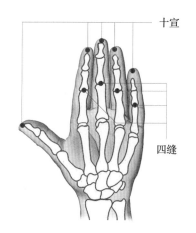

图 130

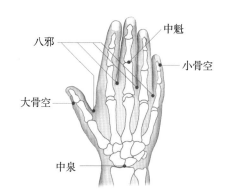

图 131

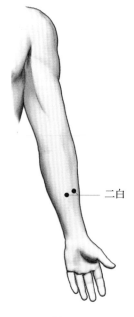

图 132

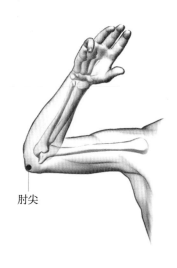

图 133

阳池穴与手阳明大肠经阳溪穴两穴连线中点，有定
喘止呕之功，并就近取穴治疗腕部疾患。二白穴在
手厥阴心包经大陵穴上 4 寸，桡侧腕屈肌肌腱两侧
各一穴，两前臂共 4 穴，专治痔漏脱肛之疾。鬼哭
穴用于灸法，两手大指相并，甲根靠拢，以艾灸之，
或两足大趾相并，甲根相对，以艾灸之，用于治疗
脏躁、癫痫之患。肘尖穴在尺骨鹰嘴顶端，艾灸治
疗瘰疬。中魁穴在中指背侧中节指关节间专治胃腑

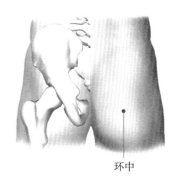

图 134

疾患，食欲不振、呕吐、呃逆等症，或针或灸均有
效验。八风穴在双脚背面，8 个足趾缝间赤白肉际上，治疗足部麻木肿疼。在手称
八邪，在足称八风，作用机制类同。阑尾穴在足三里直下 2 寸，或在附近以针柄
端仔细轻压，慢慢寻找，压到某一点有突然刺痛感，正在患阑尾炎，出现这样一
个敏感点，此点便是阑尾穴，这是阑尾穴的另一个取法。如找不到敏感点，就在
足三里下 2 寸部位下针，用泻法。阑尾在回盲部，处右下腹，但针灸不能只取右
腿，双腿足三里下 2 寸部位均要施针。敏感点也要在双腿寻找。膝眼穴在膑韧带
两侧凹陷处，在内侧称内膝眼，外侧称外膝眼，即足阳明胃经的犊鼻穴，双腿共
4 个穴，是治疗膝部乃至下肢疾患的重要穴位，安全而有效。髌骨上缘正中凹陷
处是鹤顶穴，此穴是治疗下肢痿证的重要穴位，可针可灸。治疗下肢疮癣的特别
穴位称百虫窝，此穴在大腿内侧膝上 3 寸凹陷处，即足太阴脾经血海穴上 1 寸的位
置。足少阳胆经环跳穴与督脉腰俞穴两穴连线中点有一经外奇穴，治疗腰腿疼效果
斐然，此穴名环中。

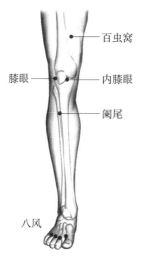

图 135

针灸禁忌

【原文】

刺法曰：无刺熇熇之热，无刺漉漉之汗，无刺浑浑之脉，无刺病与脉相逆者。上工刺其未生者也，其次刺其未成者也，其次刺其已衰者也。下工刺其方袭者，与其形之盛者，与其病之与脉相逆者也。故曰方其盛也，勿敢毁伤；刺其已衰，事必大昌。故曰：上工治未病，不治已病。

天寒无刺，天温无疑。月生无泻，月满无补，月郭空无治。

新内无刺，已刺勿内。大怒无刺，已刺勿怒。大劳无刺，已刺勿劳。大醉无刺，已刺勿醉。大饱无刺，已刺勿饱。大饥无刺，已刺勿饥。已渴无刺，已刺勿渴。乘车来者，卧而休之，如食顷乃刺之。步行来者，坐而休之，如行十里顷乃刺之。大惊大恐，必定其气乃刺之。

《针灸甲乙经》针灸禁忌第一 上

【注】

《针灸甲乙经》上述针灸禁忌实出《灵枢》逆顺、终始两篇经文。该经文本书下卷读经篇全文收录，并有译文，请仔细阅读。

【原文】

神庭禁不可刺。上关禁不可刺深（深则令人耳无所闻）。颅息刺不可多出血。左角刺不可久留。人迎刺过深杀人。云门刺不可深（深则令人逆息不能食）。脐中禁不可刺。伏兔禁不可刺。三阳络禁不可刺。复留刺无多见血。承筋禁不可刺。然谷刺无多见血，乳中禁不可刺，鸠尾禁不可刺。上刺禁。

头维禁不可灸。承光禁不可灸。脑户禁不可灸。风府禁不可灸。瘖门禁不可灸（灸之令人瘖）。下关耳中有干擿，禁不可灸。耳门耳中有脓，禁不可灸。人迎禁不可灸。丝竹空禁不可灸（灸之不幸令人目小或盲）。承泣禁不可灸。脊中禁不可灸（灸之使人偻）。白环俞禁不可灸。乳中禁不可灸。石门女子禁不可灸。气街禁不可灸（灸之不幸不得息）。渊腋禁不可灸（灸之不幸生肿蚀）。经渠禁不可灸（伤人神）。鸠尾禁不可灸。阴市禁不可灸。阳关禁不可灸。天府禁不可灸（使人逆息）。伏兔禁不可灸。地五会禁不可灸（使人瘦）。瘈脉禁不可灸。上禁灸。

《针灸甲乙经》针灸禁忌第一 下

【注】

左角即左额角（见《针灸甲乙经校释》针灸禁忌第一下）。

补 泻

虚则补之、实则泻之是治疗疾病的根本大法，无论何种疗法都必须准确无误地予以体现，必须泾渭分明，不容模糊委蛇。后世针灸书籍所列各家关于针灸补泻手法的论述，读起来令人头晕。是否有人读懂了，会用，我不知道。至于晚近捻转、提插、徐疾、迎随、呼吸、开阖、平补平泻诸法，较实用，当今针灸界都会用。至于机理也有学术探讨的必要。去粗取精，去伪存真确系继承发扬古代文化遗产的指导原则。烧山火、透天凉手法不难理解，实际效果能不能达到？请大家去观察。

《灵枢》在十二经每经结束时均有一段精辟论述，共重复12次，可谓千叮咛，万嘱咐。经文说：为此诸病盛则写之，虚则补之，热则疾之，寒则留之，陷下则灸之，不盛不虚以经取之。按此文义，速刺即泻法，留针即补法，艾灸即大补之法。文义清晰易解，手法简单明快。易则易知，简则易行，最宜提倡。至于不盛不虚以经取之愚见即当今平补平泻之法，望高明者指正。

丁酉冬至后六日

下卷 读经篇

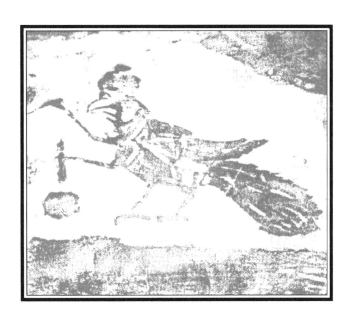

第一篇　《灵枢》九针十二原

【原文】

黄帝问于岐伯曰：余子万民，养百姓而收租税，余哀其不给，而属有疾病，余欲勿使被毒药，无用砭石，欲以微针通其经脉，调其血气，营其逆顺出入之会。令可传于后世，必明为之法，令终而不灭，久而不绝，易用难忘，为之经纪，异其章，别其表里，为之终始，令各有形，先立针经，愿闻其情。

【译文】

黄帝向天师岐伯发问说道，天下万民像我的孩子一样，虽生养百姓，但向他们收赋税。我可怜他们有时生活不能自给，而又接连生病。我希望他们不使用实际上是有毒的药物治病，不用粗糙的砭石，而希望用小巧的针疏通他们的经脉，调和气血，畅通营气，使其在经脉中顺利出入交会。让这种治疗方法传给后世就必须制定出明白可遵循的方法，从而长久不湮灭，历久不衰。这种疗法容易掌握，不容易忘记，就得有纲有纪，章法分明。掌握这种疗法就能辨别疾病在表在里，运用起来怎样开始怎样结束，有条不紊。何种病用何种针，其形态要清楚，要适应所治的疾病。这就要先制定一部针经。我想听听这方面的事情。

【注】

而属有疾病，属：接连。

【原文】

岐伯答曰：臣请推而次之，令有纲纪，始于一，终于九焉，请言其道。小针之要易陈而难入。粗守形，上守神，神乎神，客在门。未睹其疾，恶知其原。刺之微，在速迟。粗守关，上守机。机之动不离其空，空中之机，清静而微，其来不可逢，其往不可追。知机之道者，不可挂以发，不知机道，叩之不发。知其往来，要与之期。粗之闇乎，妙哉，工独有之。往者为逆，来者为顺，明知逆顺正行无间。逆而夺之恶得无虚，追而济之恶得无实。迎之随之以意和之针道毕矣。凡用针者，虚则实之，满则泄之，宛陈则除之，邪胜则虚之。大要曰：徐而疾则实，疾而徐则虚。言实与虚，若有若无，察后与先，若存若亡，为虚与实，若得若失。虚实之要，九针最妙，补写之时以针为之。写曰：必持内之，放而出之，排阳得针，邪气得泄。按而引针是谓内温，血不得散，气不得出也。补曰：随之随之，意若妄之，若行若按，如蚊虻止，如留如还，去如弦绝，令左属右，其气故止。外门以闭，中气乃实。必无留血，急取诛之。持针之道，坚者为宝，正指直刺，无针左右。神在秋毫，属意病者，审视血脉者，刺之无殆。方刺之时，必在悬阳及与两卫。神属勿去，知病存亡。血脉者在腧横居，视之独澄，切之独坚。

【译文】

岐伯回答说，请让我按次序分别叙述，让微针及用微针治病这件事有纲有纪，从一开始，至九结束。我来陈述其方法和旨要。使用小针即微针的要领说起来并不难，但深入掌握却是很难的。粗劣的下工所掌握的只是表面上的事情，精研其道的上工掌握的是其深奥的精髓，可称之为神。运用微针的根本目的是治病，所以首先在于能了解病邪侵入人体及经治疗离开人体的门户。不能看清楚疾病，怎么会知道疾病侵入的源头？不知其源头向何处用针？使用小针治病的精微之处在于施针的迟速。这件事可以用开弓放箭做比喻。初学乍练者也知道放箭要守住弓弩的机关，高明的射手掌握的是放箭的时机。抓住这个飞动的时机是离不开对弓弩的控制的。而控制放箭的时机必须毫不分神，不差毫厘。这个迅疾的时机到来是不可预知的，一旦过去也是无法追上的。所以明白掌握这一时机者不可能把弓弩挂在某个固定位置上去发射，而不会控制开弓时机者干脆发不了箭。虽以弓弩作比，针刺驱邪毕竟不是开弓射物中的而已。要遵循补泻原则，气之盛不可用补法，气之虚不可用泻法。必须明辨虚实才能正确施针。

治病必须了解人体气机盛衰往来，首要的是掌握气机运行的周期与时间。这对初学者说来更是摸不着看不见的事情。确实玄妙！但高明者却是掌握的。正气渐衰是逆，正气来复是顺。清楚掌握逆顺，按章施治，收到好疗效是不用问的。如果正气渐衰属逆的时候你去泻邪，不但邪不得去，反而会使正气更虚。相反采用追回渐衰正气，运用补法，渐衰的正气哪能不变实呢！掌握气机盛衰，迎随补泻，用心智去调剂，微针之道就全在其中了。也就是说用针的法则是虚则实之，满则泻之，宛陈则除之，邪胜则虚之。正气虚用补法使之变实，亢盛满溢用泻法使之变平，郁滞壅塞疏通排出，邪气旺盛用泻法使之变虚最终消除，这实际是治病的总原则。而用一根针如何实现变实变虚的目的？概括地说缓进、留针、疾出针，会使正气得补而变实；速刺、缓出针、开放针孔，可使邪气变虚。这个实与虚对于不谙针道的人说来，摸不着看不见。要求他明察施针先后的时机，当然就没头没脑，有无不知，进行补虚泻实，其结果是得是失就很难说。泻实致虚，补虚致实，精准选用九针治疗，效果至为高妙。补与泻用针去实现要遵照以下方法。泻是把针迅速刺到一定深度，缓缓出针，达到表皮时开放针孔出针，让邪气得以泄出。如果按压针孔出针，这叫内蕴，血不得散，邪气不得出，是错误做法。补要随经气运行方向，针在指上持之，而施针者意念像要超越经气运行，边行针边按压经络，推动经气运行。进针时一定要准确刺入经络，要像蚊虻叮血那样不差分毫。进针后留针致气，要有耐心。不轻易出针，好像挽留客人一样，尽量使其多停留；也像远行还家，安然居处，什么时候针下得气，认为正气得补，才可轻巧果断出针。左手紧密配合右手，右手出针左手迅即按闭针孔，气不外泄，中气变实。要注意不要留有瘀血，如有瘀血停留立即以刺络泄血法排出瘀血。右手持针的要求，必须牢固。进针时要正指直刺不可左右歪斜。精神要异常专注，完全在病人身上，对其经脉要审视分明，不差分毫。不允许刺针有差错。准备下针时一定要把自己神气调动起来，看清患者经络血脉营卫运行，精神不允许分散，全神贯注于疾病情况。针刺的是经络，体表还有血脉，这种血脉刺络泄血时才用。血脉——即血络，容易分辨。它有时也横居在经络腧穴上，但看得清楚，用手也能摸到。而经络即使走行于体表，也是在分肉之间，是摸不到看不到的，只能以意认知。

【注】

机之动不离其空，空即控字。粗之阇，阇同暗。明知逆顺正行无间，这是一个有韵的句子，据其韵及文意，间字应为问字。宛陈则除之，宛同郁，郁滞；陈，久旧，陈旧杂质郁积。言实与虚，言为发语词，无义，词语为实与虚。必持内之，内，同纳。排阳得针，阳为表皮，排为开放针孔，得针为出针，即达到表皮时开放针孔出针。内温，温为蕴字，即造成血瘀气积的不良后果。如蚊虻止，止为之字，之、止古写相类，传抄者误将之写成止。语意为像蚊、虻叮血那样不差分毫。令左属右，属，音 zhǔ，连接，转义为配合。属意病者，神属勿去，属为专注。悬阳，悬为提升，阳为神气，即提起神气。及与两卫，卫气护表，肌肉护卫内脏，为两卫，实应指营卫之气。与前句必在悬阳连起来可译为必须提高自己的精神注意力，同时注意病者的营卫气血状况。翻译古文必须知道古人遣词言简意赅，不可机械按词而译。经文引大要曰，大要似为一部古书，但已无资料可查。

【原文】

九针之名各不同形。一曰镵针，长一寸六分；二曰员针，长一寸六分；三曰鍉针，长三寸半；四曰锋针，长一寸六分；五曰铍针，长四寸，广二分半；六曰员利针，长一寸六分；七曰毫针，长三寸六分；八曰长针，长七寸；九曰大针，长四寸。镵针者，头大末锐，去写阳气。员针者，针如卵形，揩摩分间，不得伤肌肉，以写分气。鍉针者，锋如黍粟之锐，主按脉勿陷以致其气。锋针者刃三隅，以发痼疾。铍针者末如剑锋，以取大脓。员利针者大如牦，且员且锐，中身微大，以取暴气。毫针者尖如蚊虻喙，静以徐往，微以久留之而养，以取痛痹。长针者锋利身薄，可以取远痹。大针者尖如挺，其锋微员，以写机关之水也。九针毕矣。

夫气之在脉也，邪气在上，浊气在中，清气在下，故针陷脉则邪气出，针中脉则浊气出，针大深则邪气反沉病益。故曰皮肉筋脉各有所处，病各有所宜，各不同形，各以任其所宜。无实无虚，损不足而益有余，是谓甚病。病益甚取五脉者死，取三脉者恇，夺阴者死，夺阳者狂，针害毕矣。

刺之而气不至，无问其数；刺之而气至，乃去之，勿复针。针各有所宜，各不同形，各任其所为。刺之要，气至而有效。效之信，若风之吹云，明乎若见苍天，刺之道毕矣。

【译文】

九针镵、员、锃、锋、铍、员利、毫、长、大，译文略。

从气之在脉至针害毕矣这段经文，前言三气在上、在中、在下，中言针刺陷脉、中脉、太深，后言皮、肉、筋脉，层次分明，概念清晰。邪气、浊气为病气，清气为人体真气，即运行经脉之中的营卫之气。病邪初犯仅在皮毛肌表时，此时称为邪气，要从九针中选取合适针型浅刺，过皮而已。如邪犯较深，已达肌层，称为浊气，可选相应针型，刺中经络，致气以祛邪。针刺不可太深，刺过经脉伤及真气反而引邪入内，称为病益，即加重疾病。所以说皮、肉、筋脉是浅深不同的层次，邪气犯人也是由浅入深的。九针形状不同，人身体不同层次，邪气侵犯不同阶段，要选择与之相适应的针型，千万不要所用针型不当，刺针浅深不妥，补泻相反，致使邪实更实，气虚更虚，损不足而益有余，这就叫作甚病，即促使疾病进一步发展。在已经造成进一步发展情况下，再错上加错地针五脏之脉，必死无疑。此时针刺手足太阳、少阳、阳明六腑之脉也不可，会使病人更加羸弱。削夺阴气致死，削夺阳气致狂。所谓狂并非癫狂之狂，而是病重神昏谵语之意。懂得这些，误针的危害就全明白了。

针刺后没有出现得气反应，那就不要拘泥行针次数，继续施针，直至得气感出现。一旦出现了就停止，不要再针了。九针形态不同，各有所适应的病症。不同病症，针法不同，选用合适的针是针刺治疗重要的事情。针刺治疗得气了才有效。得气而产生疗效就像风吹云散突见天日一样，病人是能明显感觉到的。选择合适的针，针刺则得气，做到这两点，那就真正掌握针刺的要领了。

【注】

镵（chán），锐也，镵针头大末尖，形如箭头。锃（dī），锃针体粗锋钝，多用于治疗血脉病，亦为歃血器。铍（pī），铍针体长，两面有刃，形如宝剑。员，应即圆字，员针尖端如卵形，用于按摩不致损伤肌肉。员利针者大如牦，牦（máo），指牦牛尾或马尾，长毛之意。大针者尖如梃，梃（tǐng），劲直的杖棒。蟁（wén），蚊字的古写。针大深则邪气反沈，大即太字，大深即太深，沈即沉字。取三脉者恇，恇（kuāng），虚弱貌。九针尺寸应属秦汉制，一尺折合27.65厘米，一寸为2.765厘米，按此比例可算出九针实际长度。

【原文】

黄帝曰：愿闻五藏六府所出之处。岐伯曰：五藏五俞，五五二十五俞，六府六俞，六六三十六俞。经脉十二，络脉十五，凡二十七气以上下。所出为井，所溜为荥，所注为俞，所行为经，所入为合，二十七气所行皆在五俞也。节之交，三百六十五会。知其要者，一言而终，不知其要，流散无穷。所言节者，神气之所游行出入也，非皮肉筋骨也。观其色，察其目，知其散复。一其形，听其动静，知其邪正。右主推之，左持而御之，气至而去之。凡将用针必先诊脉，视气之剧易，乃可以治也。五藏之气已绝于内，而用针者反实其外，是谓重竭。重竭必死，其死也静。治之者辄反其气，取腋与膺。五藏之气已绝于外，而用针者反实其内，是谓逆厥。逆厥则必死，其死也躁。治之者反取四末刺之。害中而不去则精泄，害中而去则致气。精泄则病益甚而恇，致气则生为痈疡。五藏有六府，六府有十二原，十二原出于四关，四关主治五藏，五藏有疾，当取之十二原。十二原者五藏之所以禀三百六十五节气味也。五藏有疾也应出十二原，十二原各有所出，明知其原，睹其应，而知五藏之害矣。阳中之少阴肺也，其原出于大渊，大渊二。阳中之太阳心也，其原出于大陵，大陵二。阴中之少阳肝也，其原出于大冲，大冲二。阴中之至阴脾也，其原出于太白，太白二。阴中之太阴肾也，其原出于太溪，太溪二。膏之原出于鸠尾，鸠尾一。肓之原出于脖胦，脖胦一。凡此十二原者，主治五藏六府之有疾者也。胀取三阳，飧泄取三阴。今夫五藏之有疾也，譬犹刺也，犹污也，犹结也，犹闭也。刺虽久犹可拔也，污虽久犹可雪也，结虽久犹可解也，闭虽久犹可决也。或言久疾之不可取者，非其说也。夫善用针者，取其疾也犹拔刺也，犹雪污也，犹解结也，犹决闭也，疾虽久犹可毕也。言不可治者，未得其术也。刺诸热者如以手探汤，刺寒清者如人不欲行。阴有阳疾者，取之下陵三里，正往无殆，气下乃止，不下复始也。疾高而内者，取之阴之陵泉；疾高者外者，取之阳之陵泉也。

【译文】

黄帝说：我想听听，五脏六腑处于胸腹之内，它的真气会营养全身，贯输四肢百骸，达于体表，由内达外是在什么位置呢？岐伯说：五脏各有自己的经脉运行周身，每条经脉上各有 5 个重要腧穴。五五二十五个腧穴。五脏中，心外尚有包络，经脉单独走行，因心与包络本为一体，故未单独计算。六腑亦各有自己的经脉，每条经脉各有 6 个重要腧穴，六六三十六个腧穴。脏腑共发出 12 条经脉，从 12 条经脉又别出 15 条络脉，合为 27 条经隧，贯通循环起来，如环无端，自然经络之气都会经过五输穴的。依据经气在这五个腧穴运行状况分别称这些穴位为井、荥、输、经、合。经气由内达表所出之处为井，经气如泉水初出向外流动为荥，经气向下灌注，由表入深为输，经气如渠水畅通流淌之处为经，经气如川流汇于湖海为合。脏有五输，腑有六输，这是脏腑气机出入的重要孔穴，实际上周身筋脉溪谷关节相交有 365 处。这 365 处并非只是皮肉筋骨之交，而是真气，即黄帝所言脏腑之气游行出入之所。这就是针经确定并命名的针刺、艾灸穴位。脏腑之气正是从这里由内达表，由表达里。针经正是运用这些孔穴刺灸而治病。用这些穴位补真气祛外邪，保命全神。所以经文说知其要者一言而终，即可一言以蔽之；不知其要者流散无穷，即不懂这个道理他就学不懂针经，不懂针经又去针刺，其祸患肯定是无穷的。

观察病人气色及两眼的情况就能知道他身体是变虚还是在恢复。把所观察到的联系起来分析，弄清其中变化，就能掌握他的邪正情况。针刺时，右手持针，左手扶持，使刺针准确而不歪斜。针下得气就出针。

凡是用针治疗前必须先诊脉，依据脉气的虚实决定治疗。五脏之气已绝于内，而用针反补其外，这叫重竭，重竭病人必死，死亡时是安静的。治疗错误的做法是与气机相反地针刺了腋下和胸部穴位。五脏之气已绝于外，而用针反补其内，叫作逆厥，逆厥也会造成病人死亡，死亡时躁动不安，那是因为错误地针刺了四肢末梢穴位。祛邪用泻法，速刺疾出不留针，出针要开放针孔，令邪气外出。如果针法不当，中邪而反留针，邪未排出，正气反受伤，称为精泄。中邪出针但未开放针孔，邪气不得外泄而郁滞于内称致气。精泄则造成病越发沉重，促使病人羸弱；致气则发为痈肿疮疡。

上述经文五脏之气已绝于内，误刺造成重竭，原因是治之者辄反其气取腋与膺；五脏之气已绝于外，误刺造成逆厥，原因是治之者反取四末刺之。这两项误刺笔者尚未揣度明白。但事关生死，应继续推敲。下篇经文《小针解》对此有解释，请仔细研读。

五脏有与之相表里的六腑。六腑有 12 个原穴，12 个原穴达于肘、膝这 4 个大而转枢最频的四关。取四关之穴可以治疗五脏疾患，五脏有病应当针刺十二原穴。十二原的重要地位在于五脏通过它秉持周身 365 个真气出入之所的营卫状况。五脏有病经针刺邪气排出也应通过十二原，内在疾病情况也在十二原有所反应。十二原各有隶属的脏腑，本脏本腑疾病情况会在各自的原穴反映出来。清晰地掌握脏腑原穴，观察原穴的反应就能知道五脏所受何害，受害情况。需要说明的是字面上看经文表述六腑原穴的作用，其实后面经文又明述了五脏原穴的名称；经文说十二原出于四关，但原穴位于腕、踝附近，只有合穴才达于肘、膝，出于四关。据此两点，经文原穴应是脏腑井、荥、输、原、经、合的概称。

阳中之少阴是肺，它的原穴是太渊，太渊左右各一，共有两穴。阳中之太阳是心，它的原穴是大陵，大陵左右各一，共有两穴。阴中之少阳是肝，它的原穴是太冲，太冲左右各一，共有两穴。阴中之至阴是脾，它的原穴是太白，太白左右各一，共有两穴。阴中之太阴是肾，它的原穴是太溪，太溪左右各一，共有两穴。膏之原穴为鸠尾，即尾翳穴，鸠尾仅一穴。肓之原穴叫脖胦，即气海穴，气海穴也仅一穴。凡此十二原者主治五脏六腑之有疾者也。这段经文也有两点需要说明。第一点，搁置十二经对于五脏所出经络的命名，而以膈为界，称胸为阳，腹为阴。对心肺肝脾肾用有层次的阴阳名称重新表述。在表述心时，未列心俞神门为原，而列心包之俞大陵为原，系因心与包络一体之故。第二点称肺为阳中之少阴，称肝为阴中之少阳。我认为应是传抄时将阴、阳二字误写。肺为阳中之少阳，肝为阴中之少阴于理更顺。

腹胀在足三阳经上选穴针刺，飧泻在足三阴经上选穴针刺。

五脏有病好比身上扎刺，好比为污物所染，好比绳子打了结，好比水道被堵塞。扎刺尽管时间久尚可以拔出，污染虽久也可以洗去，结打久了仍可以解开，堵塞久了也可以通开。有人说病久了就不能治了，这种说法不正确。精明于用微针治病的人别说治疗一般疾病，就算病程已久的病都好比拔刺、洗污、解结、通淤一样针到病除。那种说病久就不能治的人，只能说明他并没有掌握先进而神妙的微针之术。

针刺热性病，刺法如用手试探滚开的水，浅刺快出，不留针。刺寒而清冷的病，其针法如人恋家而不想离开，要留针致气以祛寒。下焦有阳热之症，针刺足三里，大胆针刺，不会有问题，邪气排除才停止，不排除重新施针。邪气侵犯上焦并向内里侵犯，取足太阴脾经的阴陵泉。侵犯上焦而邪在体表者针刺足少阳胆经的阳陵泉穴。

【注】

膏肓，二字往往连称，往往注为心之下膈之上。但膏肓并非一体。心下微脂为膏，胸腹间横膈为肓。详见《汉语大字典》。腋与膺，膺（yīng），即胸。腋与膺指腋下胸上穴位。脖胦（yāng），本指肚脐，此处肓之原穴实为气海穴。飧泻，又名水谷利，所泻完谷不化。今夫，发语词，无义。正行无殆，殆（dài），通怠，懈惰；亦为危险，如百战不殆。此处可解为正常进行，不会有问题，或大胆去做，不会有问题。

第二篇 《灵枢》小针解

【原文】

所谓易陈者，易言也。难入者，难着于人也。粗守形者，守刺法也。上守神者，守人之血气有余不足可补写也。神客者，正邪共会也。神者，正气也，客者，邪气也。在门者邪循正气之所出入也。未视其疾者，先知邪正何经之疾也。恶知其原者先知何经之病，所取之处也。刺之微在数迟者，徐疾之意也。粗守关者，守四肢而不知血气正邪之往来也。上守机者，知守气也。机之动不离其空中者，知气之虚实用针之徐疾也。空中之机，清净以微者，针以得气，密意守气勿失也。其来不可逢者，气盛不可补也。其往不可追者，气虚不可写也。不可挂以髪者，言气易失也。扣之不发者，言不知补写之意也，血气已尽而气不下也。知其往来者，知气之逆顺盛虚也。要与之期者，知气之可取之时也。粗之闇者，冥冥不知气之微密也。妙哉，工独有之者，尽知针意也。往者为逆者，言气之虚而小，小者逆也。来者为顺者，言形气之半，平者顺也。明知逆顺正行无间者，言知所取之处也。迎而夺之者，写也。追而济之者，补也。所谓虚则实之者，气口虚而当补之也。满则泄之者，气口盛而当写之也。宛陈则除之者，去血脉也。邪胜则虚之者，言诸经有盛者，皆写其邪也。徐而疾则实者，言徐内而疾出也。疾而徐则虚者，言疾内而徐出也。言实与虚若有若无者，言实者有气，虚者无气也。察后与先若亡若存者，言气之虚实补写之先后也，察其气之已下与常存也。为虚与实若得若失者，言补者似然若有得也，写则怳然若有失也。

夫气之在脉也，邪气在上者，言邪气之中人也高，故邪气在上也。浊气在中者，言水谷皆入于胃，其精气上注于肺，浊溜于肠胃，言寒温不适，饮食不绝，而病生于肠胃，故命曰浊气在中也。清气在下者，言清湿地气之中人也，必从足始，故曰清气在下也。针陷脉则邪气出者，取之上。针中脉则邪气出者，取之阳明合也。针大深则邪气反沈者，言浅浮之病，不欲深刺也，深则邪气从之入，故曰反沈也。皮肉筋脉各有所处者，言经络各有所主也。取五脉者死，言病在中，气不足，但用针尽大写其诸阴之脉也。取三阳之脉者唯言尽写三阳之气，令病人恇然不复也。夺阴者死，言取尺之五里五往者也。夺阳者狂，正言也。視其色察其目，知其散复。一其形听其动静者，言上工知相五色于目，有知调尺寸小大缓急滑涩，以言所病也。知其邪正者，知论虚邪与正邪之风也。右主推之，左持而御之者，言持针而出入也。气至而去之者，言补写气调而去之也。调气在于终始一者，持心也。节之交三百六十五会者，络脉之渗灌诸节者也。所谓五藏之气已绝于内者，脉口气内绝不至，反取其外之病处与阳经之合，有留针以致阳气，阳气至则内重竭，重竭则死矣。其死也无气以动，故静。所谓五藏之气已绝于外者，脉口气外绝不至，反取其四末之输，有留针以致其阴气，阴气至则阳气反入，入则逆，逆则死矣。其死也，阴气有余，故躁。**所以察其目者，五藏使五色循明，循明则声章，声章者则言声与平生异也。**

【注】

佖然，佖（bì），满也。恍然，恍（huǎng），失意，在此为有所失。言上工知相五色于目，有知调尺寸小大缓急滑涩，以言所病也。有知，知同智。即有智能，有知识之意。五藏使五色循明，循作善、好解，即五脏使五色鲜明。五色循明则五脏健康，反之则有邪侵。

古人作书，尤其经典之作，从无前文之后，后文对前文逐句作解。孔子作《春秋》，《春秋》三传皆后人所为。文王演《周易》，《易》之十翼系孔子及后世弟子之述。《小针解》篇对《九针十二原》篇逐句作解，显系后人研读《九针十二原》之注释性文章。后人之注再精，也难言句句符合原书本义。任何注释均有商榷之空间。

读此篇可以理解《灵枢》非出自一时一人之手。据考证，《黄帝内经》含《灵枢》、《素问》，始于战国，竣于西汉，多人参与，集体创作。黄帝君臣问答，文体假托而已。本人冒昧浅见有望大家斧正。本篇言辞明晰，不难读懂，译文从略。

第三篇　《灵枢》官针

【原文】

凡刺之要官针最妙。九针之宜各有所为。长短大小各有所施也。不得其用病弗能移。疾浅针深内伤良肉皮肤为痈。病深针浅病气不写支为大脓。病小针大气写太甚疾必为害。病大针小气不泄写亦复为败。失针之宜大者写小者不移。已言其过请言其所施。病在皮肤无常处者取以镵针于病所，肤白勿取。病在分肉间取以员针于病所。病在经络痼痹者取以锋针。病在脉气少当补之者取之鍉针于井荥分输。病为大脓者取以铍针。病痹气暴发者取以员利针。病痹气痛而不去者取以毫针。病在中者取以长针。病水肿不能通关节者取以大针。病在五藏固居者取以锋针，写于井荥分输，取以四时。

【译文】

用针刺之法治病，选择社会上统一规格的针具是最好的。九种针具各有相应的作用，各有适应的疾病。九针形态不同各有相应的使用方法。针具选择不适当，病就得不到改变，表浅的病针刺过深损伤了正常组织，皮肉就会形成痈肿。病在深处针刺表浅，未达病所，不仅病邪不能消除，会使皮肤发生疮疡而溃脓。不是大病而使用大针，正气消耗太过，反而会使疾病加重。病重却用小针，邪气不得宣泄，也会造成不良后果。这就是没按照社会统一规定的标准选取合适类型的针具，大了耗伤正气，小了达不到治疗效果。下面再谈谈正确用针的方法。病在皮肉表浅处游走不定可用镵针刺病痛处，浅刺而已，以泻其热。若皮肤色白并非热象则不可用此法。如病稍深达于分肉间则以尖端如卵形的员针揩摩分肉肌腱，祛邪又不伤肌肉。病在络脉较顽固麻痹之症可用尖端三棱的锋针刺络出血。如病已深久，脉气已不足，需用补法提升正气，可以不刺入皮肤的鍉针按压相应经络上的五输穴等重要腧穴，使气血流通，补气而不伤正。脓疡之症脓已形成时用剑形铍针切开排脓。如痹证突然发作，麻木疼痛剧烈，用员利针深刺。如痹证经久不愈，用细而锐的毫针，徐徐进针较久留针，致气以祛邪。如病在深处，其他针够不到，就只有用长针直达病所。如关节肿胀积水就用大针放出关节积液。如果病在五脏，就不是其他功能单一的针所能生效，要用锋针取相应某脏的经脉，用该经上的五输穴治疗。五输穴各有五行属性，据五行生克理论，不同季节选用不同腧穴予以治疗。是补是泻，据邪正虚实而定。经文言泻非单指泻法，而是兼含补泻之意。

【原文】

凡刺有九，曰应九变。一曰俞刺，俞刺者，刺诸经荥输藏腧也。二曰远道刺，远道刺者，病在上，取之下，刺府腧也。三曰经刺，经刺者，刺大经之结络经分也。四曰络刺，络刺者，刺小络之血脉也。五曰分刺，分刺者，刺分肉之间也。六曰大写刺，大写刺者，刺大脓以铍针也。七曰毛刺，毛刺者，刺浮痹皮肤也。八曰巨刺，巨刺者，左取右，右取左。九曰焠刺，焠刺者，刺燔针则取痹也。凡刺有十二节，以应十二经。一曰偶刺，偶刺者，以手直心若背，直痛所，一刺前，一刺后，以治心痹。刺此者，傍针之也。二曰报刺，报刺者，刺痛无常处也。上下行者，直内无拔针，以左手随病所按之，乃出针复刺之也。三曰恢刺，恢刺者，刺傍之举之前后，恢筋急，以治筋痹也。四曰齐刺，齐刺者，直入一傍入二，以治寒气小深者。或曰三刺，三刺者，治痹气小深者也。五曰扬刺，扬刺者正内一傍内四而浮之，以治寒气之博大者也。六曰直针刺，直针刺者引皮乃刺之，以治寒气之浅者也。七曰输刺，输刺者直入直出，稀发针而深之，以治气盛而热者也。八曰短刺，短刺者刺骨痹，稍摇而深之，致针骨所以上下摩骨也。九曰浮刺，浮刺者，傍入而浮之以治肌急而寒者也。十曰阴刺，阴刺者左右率刺之以治寒厥，中寒厥足踝后少阴也。十一曰傍针刺，傍针刺者，直刺傍刺各一，以治留痹久居者也。十二曰赞刺，赞刺者直入直出，数发针而浅之出血，是谓治痈肿也。

【译文】

刺法有9种，以应对9种不同病情。第一种刺法叫作输刺。输刺是针刺十二正经的井、荥、输、原、经、合以及背部足太阳膀胱经上脏腑之俞。第二种刺法叫作远道刺，今天称为远端取穴，病在上而取之下，病在下而取之上，针刺六腑所属阳经井、荥、输、原、经、合。第三种刺法称经刺，是在病患所属十四经的某经上选穴施针。第四种刺法称络刺，是在看得见，以指也能摸到的血络上针刺放血之法。第五种刺法称分刺，是用员针在肌肉分间进行揩摩，但不伤及肌肉。第六种刺法称大泻刺，是痈肿脓已成用铍针切开排脓之法。第七种刺法称毛刺，是针刺皮表，不进入肌肉层，治疗皮肤局部麻痹的针刺法。第八种刺法称巨刺，左病取右，右病取左，今称交经缪刺，或称缪刺。第九种刺法称焠刺，今称燔针，将针烧热而刺，或刺后将针烧热，用治寒性痹痛。

凡刺有十二节，节为法度之意，即在9种针法之下，还有12种具体操作方法。十二是自然界的一个常数，年有十二月，六律六吕合为十二，手足三阴三阳合为十二经。十二节以应十二经是指这十二种具体操作方法正应经之十二之数。暗指这十二种操作方法并非人为硬性规定，实是符合人体经气运行微针治病的规律的。方法之一叫作偶刺，用手找到病痛正对前胸、后背的位置后，前胸、后背各施一针。针必须斜刺而不可直刺，以免刺伤内脏。这种方法主要用于治疗心痹，即今之心绞痛，实际也包括胃痛。方法之二叫报刺，用于治疗上下游走、痛无定处之症，用手按压痛处，痛点在哪里就在哪里下针，实为天应穴。刺后不立即出针，用左手按压继续寻找痛处，出针后在另一痛点再刺一针。方法之三叫恢刺，在病处直下一针，然后提针向两旁斜刺，再提针前后提插，以舒缓筋腱结聚，用治筋痹之症。方法之四叫作齐刺，先在病处直下一针，然后在两旁再各下一针。因共下三针，也称作三刺，用于寒痹越过表皮向下侵袭，但尚未太深的情况。方法五称扬刺，先在病处下一针，然后四旁各下一针，五针均浅刺，适于寒邪袭表有扩大趋势的情况。方法六叫作直针刺，将皮肤用手提起下针，刺皮而不伤肉，用于寒邪尚在皮表阶段。方法七叫输刺，即速刺法，不多施针，进针较深，快进快出，以泄邪热，用于邪热旺盛情况。方法八叫短刺，用治骨痹，进针后摇动针柄，令针达于骨面，并上下提插，揩摩于骨面，很类似当今小针刀的理念。方法九叫浮刺，针不直刺而是斜刺进针，并进针表浅，用于寒邪致肌肉挛急之症。方法十叫作阴刺，用治寒厥。寒厥一症应是四末厥冷，经文指出必取足踝后少阴，显指太溪穴，又说左右率刺之。左右指何处？是指左右太溪，还是太溪所处之左右，即足少阴之太溪，足太阳之昆仑？率取之即都取之之意，宁理解为左右太溪左右昆仑皆取，应未越出治疗原则。方法十一叫傍针刺，直刺一针斜刺一针，用治痹症日久之症。方法十二称赞刺，速进速出，在局部多施针放血，用治痈肿以刺血泻毒。

【原文】

脉之所居深不见者，刺之微内针而久留之，以致其空脉气也。脉浅者，勿刺，按绝其脉乃刺之，无令精出独出其邪气耳。所谓三刺则谷气出者，先浅刺绝皮以出阳邪，再刺则阴邪出者，少益深绝皮致肌肉未入分肉间也。已入分肉之间，则谷气出。故刺法曰始刺浅之以逐邪气而来血气，后刺深之以致阴气之邪，最后刺极深之，以下谷气，此之谓也。故用针者不知年之所加，气之盛衰，虚实之所起，不可以为工也。

凡刺有五以应五藏。一曰半刺，半刺者，浅内而疾发针，无针伤肉，如拔毛状，取皮气，此肺之应也。二曰豹文刺，豹文刺者，左右前后针之，中脉为故，以取经络之血者，此心之应也。三曰关刺，关刺者，直刺左右尽筋上，以取筋痹，慎无出血，此肝之应也。或曰渊刺，一曰岂刺。四曰合谷刺，合谷刺者，左右鸡足，针于分肉之间，以取肌痹，此脾之应也。五曰输刺，输刺者直入直出，深内之至骨，以取骨痹，此肾之应也。

【译文】

《灵枢》经文中经络、血脉均称为脉。脉之所居深不见者，不仅指所居深，肉眼不见，指下不见也称不见，故此段经文所指为经络。此种情况针刺应缓进针，并留针较久致谷气，即经气充盈方出针，须立即按闭针孔。如脉浅可见，指下亦能感知，显指血脉，为应指动脉或较明显的静脉，须将其推离下针处，方可下针，才不致伤及血脉而出血伤精，达到只排出邪气的目的。

经文三刺者谷气出是指先浅刺只刺过皮肤而已，排出表浅的邪气。第二步穿过皮肤达到肌肉层则停止，不要再深到分肉之间，以排出侵犯较深的邪气，即阴气。最后再向下刺达分肉之间，已中脏腑所属的经络体表走行部分，针可催动经络中运行的营卫之气即谷气，针下会有得气之感。这就是所说的三刺而谷气出的含义。经文所说年之所加是指运气中客主加临之说。每年不同季节有不同的气候情况，春多风，初夏热，盛夏火热，长夏湿，秋燥，冬寒。这谁都知道，这是主气。预测 60 年气候周期的运气学中又有逐年轮转的客气，客气加于主气之上才形成当年的实际气候特点。这一实际气候影响人的健康，影响疾病发生。各年的实际气象可以用运气学预知。不懂运气学，不掌握客主加临，只能处于被动应付状况。所以说不知年之所加，你就不能预知风寒暑湿燥火的盛衰，也就弄不清正邪虚实因何发生的变化，就不能当医生。也就是说人与天地相应，必须天地人三才俱知才能当好医生。

有 5 种与五脏相应的针刺法，第一种叫半刺。浅刺而速出针，不伤到皮下之肉，类似在皮表拔毛，其作用是祛除仅犯表皮的邪气。肺主皮毛，这种针法与肺相应。第二种叫豹文刺。前后左右下针刺而中脉。这里所说的脉指血络，非指经络。这是刺络泄血的针法。心主血脉，此法与心相应。第三种叫关刺。是在关节上针刺牵引关节的筋腱的针法，刺筋而不出血，用于筋痹，即筋腱麻痹不灵活的病症。肝主宗筋，此法与肝相应。这种刺法也称渊刺、凯刺。第四种叫合谷刺。这种针刺法并不是在手阳明大肠经的合谷穴上施针，而是指针刺深度达于分肉，刺后提针向左右各斜刺一针，针成"个"字，有如鸡爪践地之形，用治肌痹，即肌肉麻痹之症。脾主肌肉，此法与脾相应。第五种叫输刺，直入直出，深达于骨，速刺法，排除深达于骨的邪气。按照之前的针刺法则，出针时定要开放针孔，开门揖盗，以令邪出。用治骨痹。肾主骨，此法与肾相应。

【注】

关刺或曰渊刺，一曰岂刺。渊（yuān），渊，深也，称渊刺似应指刺在筋上，应于关节，刺浅而应深之意。岂（kǎi），即凯字，凯有多义，在此指和缓，《诗·邶风·凯风》"凯风自南，吹彼棘薪"。针刺而不出血之谓。

第四篇 《灵枢》终始

【原文】

凡刺之道毕于终始。明知终始，五藏为纪，阴阳定矣。阴者主藏，阳者主府。阳受气于四末，阴受气于五藏。故写者迎之，补者随之。知迎知随，气可令和。和气之方，必通阴阳。五藏为阴六腑为阳。传之后世，以血为盟，敬之者昌，慢之者亡，无道行私，必得天殃。谨奉天道请言终始。终始者经脉为纪，持其脉口人迎，以知阴阳有余不足，平与不平，天道毕矣。所谓平人者，不病。不病者脉口人迎应四时也。上下相应而俱往来也，六经之脉不结动也，本末之寒温之相守司也，形肉血气必相称也，是谓平人。少气者脉口人迎俱少而不称尺寸也。如是者则阴阳俱不足，补阳则阴竭，写阴则阳脱。如是者可将以甘药，不可饮以至剂。如此者弗灸。不已者，因而写之则五藏气坏矣。人迎一盛病在足少阳，一盛而躁，病在手少阳。人迎二盛病在足太阳，二盛而躁病在手太阳。人迎三盛病在足阳明，三盛而躁病在手阳明。人迎四盛，且大且数，名曰溢阳，溢阳为外格。脉口一盛病在足厥阴，厥阴一盛而躁在手心主。脉口二盛病在足少阴，二盛而躁在手少阴。脉口三盛病在足太阴，三盛而躁在手太阴。脉口四盛，且大且数者，名曰溢阴，溢阴为内关，内关不通死不治。人迎与太阴脉口俱盛四倍以上命曰关格，关格者与之短期。人迎一盛写足少阳而补足厥阴，二写一补，日一取之。必切而验之，疏取之，上气和乃止。人迎二盛，写足太阳补足少阴，二写一补，二日一取之，必切而验之，疏取之，上气和乃止。人迎三盛，写足阳明而补足太阴，二写一补，日二取之，必切而验之，疏取之，上气和乃止。脉口一盛写足厥阴而补足少阳，二补一写，日一取之，必切而验之，疏而取之，上气和乃止。脉口二盛写足少阴而补足太阳，二补一写，二日一取之，必切而验之，疏取之，上气和乃止。脉口三盛写足太阴而补足阳明，二补一写，日二取之，必切而验之，疏而取之，上气和乃止。所以日二取之者，阳明主胃，大富于谷气，故可日二取之也。人迎与脉口俱盛三倍已上，命曰阴阳俱溢，如是者，不开则血脉闭塞，气无所行，流淫于中，五藏内伤。如此者，因而灸之则变易而为他病矣。凡刺之道气调而止。补阴写阳音气益彰，耳目聪明，反此者血气不行。

【译文】

大凡针刺的法度奥妙，都包含在终始这一篇章之中，透彻地掌握终始所述法度，五脏是其纲纪，必须先掌握五脏的生理病理。但是针刺之道、终始之论都离不开阴阳，可以说均由阴阳所确定。脏属阴，腑属阳，通于四肢者为阳，连于五脏者为阴。脏腑所属的手足三阴三阳经各有其走行方向，针刺泻法须迎着经气所来的方向施针，补法则顺着经气所去的方向施针，此为针刺手法中的迎随补泻。知道迎随才能调和经气，泻实补虚令经气转平。但调和经气之道，必须洞明阴阳之学。把针刺之道、终始之篇、阴阳之学传留后世，传承的人必须忠诚不贰，用敬畏之心严谨去做就兴盛，怠慢马虎必衰亡，要歃血立盟，忠心传承。如果不具医德，以此行私，必遭天谴。

不违背盟誓，能够严谨遵奉天道，那就让我向你详述终始之意。终始涉及事情虽多，其中经脉是纲领性重要之事。如按寸口、人迎就可知该人阴阳有余、不足，是平还是不平，说明掌握了刺针、终始、阴阳的天道。所说的平人是没有病的人，他的脉口人迎的脉象同四季气候变化相应，春弦、夏钩、秋浮、冬营。脉之上下往来平调无异常。六经之脉，既无涩滞又无疾数。腹内体表，躯干四末寒温协调。形体与气血相适应。具有以上身体平调情况的就是健康的平人。如果气虚到一定程度，寸口人迎之脉均虚，与正常脉象幅度明显不相称，这种情况是阴阳俱虚，针刺治疗左右为难，补阳则阴气衰竭，泻阴则阳气与之俱脱。这种情况只能口服甘味药将养，不可急欲求功投以峻剂。也不可以用灸法。如果在短时间未见效就用泻法，则造成五脏真气衰败。

人迎在颈，属足阳明胃经，可候六腑之阳气。人迎脉大于寸口脉一倍，病在足少阳胆经，同时又有急数之象则病在手少阳三焦经。人迎脉大于寸口脉二倍病在足太阳膀胱经，同时又有急数之象则病在手太阳小肠经。人迎脉大于寸口脉三倍病在足阳明胃经，同时又有急数之象，则病在手阳明大肠经。人迎脉大于寸口脉四倍而又快数，叫作溢阳，溢阳是外格，为六阳盛极，阳不入阴之象。

寸口在腕，属手太阴肺经，可候五脏之阴气。寸口脉大于人迎脉一倍，病在足厥阴肝经，同时又有急数之象，则病在手厥阴心包络。寸口脉大于人迎脉二倍，病在足少阴肾经，同时又有急数之象，则病在手少阴心经。寸口脉大于人迎脉三倍，病在足太阴脾经，同时又有急数之象，则病在手太阴肺经。寸口脉大于人迎脉四倍，而且急数，名叫溢阴，溢阴为内关，系阴气盛极于内与阳气离绝不通，阴阳离绝，精气乃竭，已成死症。人迎脉与寸口脉都盛于平人脉象四倍以上，名曰关格，已是阴盛格阳，阳盛格阴，阴阳离绝之期，命在旦夕而已。

人迎脉大于寸口脉一倍病在足少阳胆经时，可针刺泻双侧之足少阳，补某一侧足厥阴即可。每日施针一次。施针时边切按人迎寸口脉，取穴宜少。足厥阴肝经因补而经气上升，足少阳胆经因泻而阳气下降，阴阳气和，人迎寸口两脉平调就停止。人迎脉大于寸口脉二倍病在足太阳膀胱时，针刺泻双侧足太阳，补某一侧足少阴。隔日施针一次。施针时边切按人迎寸口脉，取穴宜少，足少阴因补而经气上升，足太阳因泻而阳气下降，阴阳气和，人迎寸口两脉平调就停止。人迎脉大于寸口脉三倍，病在足阳明胃时，针刺泻双侧足阳明，补某一侧足太阴，一天可施针两次。施针时边切按人迎寸口脉，取穴宜少。足太阴脾经因补而经气上升，足阳明胃经因泻而阳气下降，阴阳气和，人迎寸口脉平调就停止。

寸口脉大于人迎脉一倍时病在足厥阴肝经，针刺泻某一侧足厥阴肝经，而补双侧足少阳胆经，边施针边切按寸口人迎脉，取穴宜少，足少阳胆经因补而阳气上升，足厥阴肝经因泻而阴气下降，阴阳气和，两脉趋于平调就停止施针，每日施针一次即可。寸口脉大于人迎脉两倍，病在足少阴肾经，针刺泻某一侧足少阴，而补双侧足太阳，施针时边施针边切按寸口人迎脉，取穴宜少，足太阳膀胱经因补而阳气上升，足少阴肾经因泻而阴气下降，阴阳气和，两脉渐趋平调就停止施针，隔日施针一次即可。寸口脉大于人迎脉三倍，病在足太阴脾经，针刺泻某一侧足太阴，而补双侧足阳明，施针时边施针边切按寸口人迎脉，取穴宜少，足阳明经因补而阳气上升，足太阴经因泻而阴气下降，阴阳气和，两脉趋于平调就停止施针，每日可施针两次，原因是这两经谷气充足，旺盛于他经。

如果人迎、寸口脉同时盛大，超过平人正常脉3倍以上，这叫阴阳俱溢，气机亢盛，壅塞不通，血脉闭塞，伤及五脏。此时理应疏泄，反用灸法，火入油锅，变为他病，祸患丛生。

针刺治病气调而止。阴虚则补阴，阳盛则泻阳，阴阳平调则身体健壮，声音洪亮，耳聪目明。如果损不足而益有余，则血气不行而害生矣！

【注】

①经文：终始者经脉为纪，持其脉口人迎，以知阴阳有余不足，平与不平，天道毕矣。此段经文极言切按寸口人迎脉象之重要。自《难经》倡诊脉独取寸口，后世三部九候不用，诊按人迎寸口亦稀见。本人认为经文对人迎寸口脉象论述异常清晰，补泻之法明白不二，这样言之凿凿必有其理。领会这段经文，在临床上观察体验，或可在诊疗上有惊人贡献。②人迎寸口脉一盛二盛三盛，译文指比对方脉大一倍二倍三倍，这是遵从《灵枢经·白话解》的译法。按经文直译应为较正常时大一倍二倍三倍。细研经文，在此文前先详述不病平人人迎寸口应四时的正常情况，两种译法实质无异。③人迎寸口脉盛，针刺泻二补一，补二泻一，二、一何指？《白话解》注为取二穴一穴或取穴数量的倍数关系。二、一此译造成全句难译，注者已书明此事。本人之译，二指左右二经，一指其中一经。此译与《九针十二原》对原穴之述暗合。

这段经文历代医家争议颇多。本人斗胆作译确属不知深浅，既望先贤鉴谅，亦望方家指迷，不致贻误后学。

【原文】

所谓气至而有效者，写则益虚，虚者脉大如其故而不坚也。坚如其故者，适虽言故，病未去也。补则益实，实者脉大如其故而益坚也。夫如其故而不坚者，适虽言快，病未去也。故补则实，写则虚，痛虽不随针，病必衰去。必先通十二经脉之所生病，而后可得传于终始矣。故阴阳不相移，虚实不相倾，取之其经。

凡刺之属，三刺至谷气。邪僻妄合，阴阳易居，逆顺相反，沈浮异处，四时不得，稽留淫泆，须针而去。故一刺则阳邪出，再刺则阴邪出，三刺则谷气至，谷气至而止。所谓谷气至者，已补而实，已写而虚，故以知谷气至也。邪气独去者，阴与阳未能调而病知愈也。故曰补则实，写则虚，痛虽不随针，病必衰去矣。阴盛而阳虚，先补其阳，后写其阴而和之。阴虚而阳盛，先补其阴，后写其阳而和之。

三脉动于足大指之间，必审其实虚，虚而写之是谓重虚，重虚病益甚。凡刺此者以指按之，脉动而实且疾者疾写之，虚而徐者则补之，反此者病益甚。其动也阳明在上，厥阴在中，少阴在下。膺腧中膺背腧中背，肩膊虚者取之上，重舌刺舌柱以铍针也。手屈而不伸者其病在筋，伸而不屈者其病在骨。在骨守骨，在筋守筋。补须一方实深取之，稀按其痏，以极出其邪气。一方虚浅刺之，以养其脉，疾按其痏，无使邪气得入。邪气来也紧而疾，谷气来也徐而和。脉实者深刺之，以泄其气；脉虚者浅刺之，使精气无得出，以养其脉，独出其邪气。

刺诸痛者其脉皆实。故曰从腰以上者手太阴阳明皆主之。从腰以下者足太阴阳明皆主之。病在上者下取之，病在下者高取之。病在头者取之足，病在腰者取之腘。病生于头者，头重。生于手者，臂重。生于足者，足重。治病者先刺其病所从生者也。春气在毛，夏气在皮肤，秋气在分肉，冬气在筋骨。刺此病者各以其时为齐。故刺肥人者以秋冬之齐，刺瘦人者以春夏之齐。病痛者阴也，痛而以手按之不得者阴也，深刺之。病在上者阳也，病在下者阴也，痒者阳也浅刺之。病先起阴者先治其阴而后治其阳。病先起阳者先治其阳而后治其阴。刺热厥者，留针反为寒，刺寒厥者，留针反为热。刺热厥者，二阴一阳，刺寒厥者，二阳一阴。所谓二阴者，二刺阴也，一阳者一刺阳也。久病者邪气入深，刺此病者深内而久留之，间日而复刺之。必先调其左右，去其血脉，刺道毕矣。

凡刺之法必察其形气，形肉未脱少气而脉又躁，躁厥者必为缪刺之，散气可收，聚气可布。深居静处，占神往来，闭户塞牖，魂魄不散，专意一神，精气之分，毋闻人声，以收其精，必一其神，令志在针。浅而留之，微而浮之，以移其神，气至乃休。男内女外，坚拒勿出，谨守勿内，是谓得气。凡刺之禁新内勿刺，新刺勿内；已醉勿刺，已刺勿醉；新怒勿刺，已刺勿怒；新劳勿刺，已刺勿劳；已饱勿刺，已刺勿饱；已饥勿刺，已刺勿饥；已渴勿刺，已刺勿渴；大惊大恐必定其气乃刺之；乘车来者卧而休之如食顷乃刺之；出行来者坐而休之如行十里顷乃刺之。凡此十二禁者其脉乱气散，逆其营卫，经气不次，因而刺之则阳病入于阴，阴病出为阳，则邪气复生。粗工勿察，是谓伐身。形体淫泆，乃消脑髓，津液不化，脱其五味，是谓失气也。

太阳之脉，其终也戴眼反折，瘛疭，其色白，绝皮乃绝汗，绝汗则终矣。少阳终者，耳聋，百节尽纵，目系绝，目系绝一日半则死矣，其死也色青白乃死。阳明终者，口目动作，喜惊，妄言，色黄，其上下之经盛而不行则终矣。少阴终者，面黑，齿长而垢，腹胀闭塞，上下不通而终矣。厥阴终者，中热，嗌干，喜溺，心烦，甚则舌卷，卵上缩而终矣。太阴终者，腹胀闭不得息，气噫，善呕，呕则逆，逆则面赤，不逆则上下不通，上下不通则面黑，皮毛燋而终矣。

【译文】

所说的气至而有效者，即针刺而针下出现得气感就是有效了。用什么证明这一判断？那就要遵从前段经文要求，凡刺之时要对人迎寸口脉象切而验之。用泻法时脉变虚了，脉的幅度与针刺前相同，但力度已不像原来那样坚硬，而是变柔和了，所以说已有效了。假如针刺后脉的大小和针刺前一样，软硬度也依然如故，那是病邪尚未消除。补则益实，是说针刺施以补法时，脉的力度变充实，虽然幅度与以前相同，但不像之前那样按之空虚无力，所以说已经有效。假如针刺后脉的幅度也与以前一样，力度也与以前一样，一切如故，即使病者自觉有快感，实际上病邪未消除。针刺时一定要切按人迎寸口脉象来观察，判断针刺效果。施针补法脉象变充实，施以泻法脉转柔和，尽管施针当时疼痛并未立即变化，但病邪一定衰减消除。

正确运用微针治病，前提是通晓十二经脉，知道病在何经，然后才能传承微针之法终始之道。阴阳不能交通，虚实不能平调，发生在哪经就在该经上选穴施针。

针刺治疗三刺至谷气是一句名言。这句名言是正确掌握针刺浅深而达到治疗效果的描述。当邪留不去侵入气血，阴阳变位，气机不顺，脉与四时节令不相应，病邪留而不去浸润扩散，这种情况都可以用针刺将病邪排除的。而具体施针时要依据邪气侵入的深浅而掌握针刺深度，遵循三刺之法。邪犯表浅则浅刺，使犯表之邪——阳邪排除；邪犯稍深，针刺也稍深，排除侵犯稍深的邪气——阴邪。阴阳邪已排除就可刺之更深，并留针，待针下出现得气感，这就叫谷气至。此时停止施针，出针要迅速按闭针孔。这第三刺针下有得气感就判定谷气至，并非武断之言，而是在针刺同时切按人迎寸口脉，依据脉象变化得出的结论。通过三刺之法，有泻有补，原本气虚无力之脉转为充实，原本坚硬之脉转为柔和，这就说明谷气已至。当然也有另外的情况，经针刺治疗在脉象上尚未发生变化，但是原有疾病的症状却已消除，这种情况可被认为是邪气独去。一般说来，经针刺治疗观察其脉象，用补法，脉象转充实；用泻法，脉象变柔和，即便针刺当时疼痛症状没有应针而减，实际上病邪已在衰减、消除。

针刺补泻也有先后问题。阴盛阳虚并存，先补其阳后泻其阴达到阴阳平和。如阴虚阳盛俱现，先补其阴后泻其阳达到阴阳平衡，既先补后泻之意。上述情况系指虚象明显，经不起先泻之法，只好先补后泻，扶正以祛邪。

经文三脉动于大指之间，又明言阳明在上、厥阴在中、少阴在下，显然是指足阳明胃经、足厥阴肝经、足少阴肾经这三经。三脉之动应指足阳明之原穴冲阳、足厥阴之俞太冲、足少阴之荥然谷，三穴绕足大趾，均有脉动。这三经哪经有病需针刺治疗，应分别按本经上述之一的穴位，按其脉，如脉动坚实而疾数，抓紧用泻法，如脉动无力而迟缓用补法。如果补泻手法用反了，病就更重了。

须刺胸上腧穴，当然要刺胸部，须刺背部的腧穴要刺背部。但胸背针刺只能平刺、斜刺，不可直刺，避免刺伤内脏。肩髆有病就在肩髆上取穴，该处取穴相对安全。重舌，可用铍针刺舌系带根部出血，但不直接刺舌系带。手能屈不能伸病在筋，能伸不能屈病在骨。治疗时要治法分明，不可混淆。

经文补须一方实至无使邪气得入应有错简，应为补须一方实，泻须一方虚。即补法须达到所治之经的脉象由虚转实，泻法应使所治之经的脉象由坚硬转为柔和。邪入脉中脉象紧急快数，正常的谷气脉从容和缓。如果脉象坚实就要深刺，疾刺疾出，不按针孔，泄出邪气。如果脉来虚弱，就浅刺留针，针下得气再出针并迅速按闭针孔，不使精气泄出，以养脉气。此段经文文义前文已详尽论述。

各种疼痛发生，切验脉象，均有坚实之感。病发生在腰以上，到手太阴肺经、手阳明大肠经上选穴针刺；发生在腰以下的取穴于足太阴脾、足阳明胃经。针刺治疗有一种常用的取穴法，病在上取之下，病在下取之上，病在头取足，病在腰取腘，此法即本篇经文远道刺。病发生在头部会觉头部有沉重感，病发生在手，抬臂困难，病发生在足部，两脚沉重行路不便。可以根据症状判断疾病所在从而选穴治疗。疾病发生与季节密切相关。这种相关即因四季气候不同，也与天地运转引起人体气机相应变化有关。春病表浅病在皮毛，夏病在皮肤，秋病在分肉，冬病则深在筋骨。针刺治疗手法要与之相适应。肥人皮肉较厚，瘦人皮肉较薄，同时治疗施针浅深有别。治肥人时针法如秋冬，治瘦人针法如春夏。上述经文告诉施针者治病时必须把季节因素、人体素质考虑进去。

疼痛的病属阴。疼痛之症用手按不到病处属阴，针刺应深。病发生在人体上部属阳，病发生在人体下部属阴。诊病必须先别阴阳。有痒的症状病属阳，往往是皮肤病，针刺时浅刺而已。疾病发生有先后，治疗也要与之相应。病先起于阴者先治阴后治阳，病先起于阳者先治阳后治阴。

经文针刺热厥寒厥均用留针之法，留针则为补法，显然热厥寒厥均属因虚致厥，故均用补法。至于反为寒，反为热，只是感觉上的寒热非真寒真热。治热厥热去脉静身凉则称寒，治寒厥寒去转温则称热。热盛伤阴，治热厥须两补阴经一补阳经；寒盛伤阳，治寒厥须两补阳经一补阴经。患病已久，邪入则深，正气已伤，针刺时须深刺久留针。浅则难达病所，久留则正气来复，隔日治疗一次。十二经左右相通，邪犯既久，淫泆扩散，要查清邪气的左右轻重。邪淫血络视可见，按可察，须刺络出血泄除郁陈。能辨清上述诸多情况针刺的法度奥妙就都在其中了。

在针刺治疗前要仔细观察病人形体和气机状态。如果形体并未消瘦，但是气脉不足，脉来虚数，甚至有四末不温的状况，就采取交经缪刺之法，可以积聚正气，疏通郁塞。

经文对施针者及接受针刺者都提出要求，并细述针刺禁忌。针刺治疗要选择一个安静的房间，施针者要守在病人身旁深居不出，关好门窗，不被室外交谈议论干扰，精神注意力全在病人身上及所施的针上。正式下针前还须做些缓解病人紧张状态的假动作。可以先轻刺，浅刺，以转移病人的注意力，直到病人精神稳定了才停止，在其不注意的情况下果断施针。

针刺有如下禁忌。刚合过房不要针刺，刚针刺完不要合房；刚喝醉了酒不要针刺，刚针刺完不要多饮酒；刚刚遇事发怒暂不针刺，刚针刺完避免发怒；刚做完重活身体疲劳不要针刺，刚针刺完不要立即去干重活；刚吃饱饭不要针刺，刚针刺完不要立即吃饭胀饱；正在饥饿状态不要立即针刺，刚针刺完也不要忍饥处于饥饿状态；正处干渴状态不要立即针刺，针刺之后也不要处于干渴状态；大惊大恐待精神平静后才可施针；乘车而来休息一顿饭工夫再针刺；外出返回要坐下休息约走 10 里地（公制为 5 千米）时间才可针刺。以上 12 种情况正处在脉气散乱，营卫运行不顺，经气逆乱之时。在这种情况下针刺，本来是阳病也会阳入于阴，本来是阴病也会阴出于阳，这促使邪气复生。知识粗浅的人违反上述禁忌为病人施针只能徒然伤害他人身体，造成病人形体衰败，耗损脑髓，津液停滞，营养脱失，出现失气状态。上述 10 种禁忌经文列为十二，知有此事足矣。实际针灸医疗中严肃认真，时机不妥不可粗心妄为，选择合适时机精心施治以取得最佳疗效。

经文列出十二经脉气绝的症状，令施针者掌握。如不知此，病人本已临终犹去针刺，徒劳而无益。微针之道，终始之章，至此为终。手足太阳经气绝，两目上视，角弓反张，四肢抽搐，面无血色，皮肤枯槁，汗出如油，油汗一出，生命停止。手足少阳气绝耳聋，所有关节均痿废松弛，眼通于脑的脉络阻绝，目虽睁而不见物，不过一天半则命终，临终面色青白。手足阳明气绝，口眼不自主抽动，惊恐谵语，皮肤色黄，手足两经脉气盛大而躁动，则气绝。手足少阴气绝面色暗黑，牙齿变长，污垢，腹胀，上下阻塞不通而亡。手足厥阴气绝咽干，胸腹发热，心烦、遗尿，甚至舌短卷屈，阴囊上缩，命终。手足太阴气绝腹胀不通，呼吸困难，嗳气呕逆，上下阻塞不通，毛发焦枯而亡。

【注】

原文：刺此病者各以其时为齐，齐同剂，即针刺选穴多少，针刺浅深等剂量。男内女外，坚拒勿出，谨守勿内，谨守勿内之内，为男女性交。

第五篇 《灵枢》经别

【原文】

黄帝问于岐伯曰：余闻人之合于天道也，内有五藏以应五音、五色、五时、五味、五位也；外有六府，以应六律。六律建阴阳诸经，而合之十二月、十二辰、十二节、十二经水、十二时、十二经脉者。此五藏六府之所以应天道。夫十二经脉者，人之所以生，病之所以成，人之所以治，病之所以起，学之所始，工之所止也。粗之所易，上之所难也。请问其离合出入奈何。岐伯稽首再拜曰明乎哉问也，此粗之所过，上之所息也，请卒言之。

【译文】

黄帝向天师岐伯发问说：我听说人体与自然界相应，脏腑之间脏为内腑为外，五脏与五音宫商角徵羽、五色青赤黄白黑、五时春夏长夏秋冬、五味酸苦甘辛咸、五位东南西北中相应。六腑与六律相应。律为阳吕为阴，合为十二，与十二月、十二辰、十二节、十二经水、十二时、十二经脉相合。这是五脏六腑与应天地自然相应的规律。而十二经脉是人的生命基础，同时也是发生疾病的管道，当然也是凭借治病之所，也是疾病赖以驱除从而身体由此康复的途径。学习医疗从这开始，精研纯熟十二经也是上等医生毕生之事。粗浅的人认为阴阳之经十二而已，何难之有，达到高度的人才明白十二经如浩瀚宇宙，毕生学不完。我想向您请教十二经离合出入之事。岐伯恭谨地说问得太高深了。此事粗浅的人一听了之，高深的人才悉心研究，受用终身。让我现在就细述这件事。

【注】

本篇篇名为经别，《灵枢》经脉篇末所述十二经之别与此不同。本篇所述经别实为十二正经另外走行的支脉，故经文称之为正。这十二条别出的正经行走路线深长，在互为表里的脏腑间联络贯通，形成六合，这正是脏腑相为表里的生理基础。同时扩大了本经在身体上的敷布范围，从而使该经上的腧穴治疗范围扩大。

《灵枢》经脉篇所述之别为：手太阴之别名曰列缺，手少阴之别名曰通里，手心主之别名曰内关，手太阳之别名曰支正，手阳明之别名曰偏历，手少阳之别名曰外关，足太阳之别名曰飞阳，足少阳之别名曰光明，足阳明之别名曰丰隆，足太阴之别名曰公孙，足少阴之别名曰大钟，足厥阴之别名曰蠡沟，任脉之别名曰尾翳，督脉之别名曰长强，脾之大络名曰大包。以上 15 个穴称十五络穴，是十五络从十二经及任督二脉上发出的起始点。十五络可用于刺络泄血，而十五络穴已在上卷经穴主病歌的释文中叙述。六律，六律六吕之省称。律吕共 12 种。古人截取由长到短 12 根竹筒，内盛灰，埋地下，观察何时某筒灰吹起以定时令。后以之作为音律的高低标准。律吕由低到高为：黄钟、大吕、太簇、夹钟、姑洗、仲吕、蕤宾、林钟、夷则、南吕、无射（yì）、应钟。十二辰，十二地支的通称，从子到亥为十二辰。另一解为月朔，日月交会，一年十二次。十二节，二十四节气中有节有气。五日为一候，三候为一气，每月有两气。月初称节，月中称气。二十四节气中立春、惊蛰、清明、立夏、芒种、小暑、立秋、白露、寒露、立冬、大雪、小寒在月初，称十二节。十二经水，指古时十二条河流，水名分别为清、渭、海、湖、汝、渑、淮、漯、江（即长江）、河（即黄河）、济、漳。十二时，古时一昼夜时辰数。公历一昼夜为二十四时，二时为古一时，现在时故称小时。但据考证一昼夜十二时是西汉汉武帝太初年，即公元前104年改历法定昼夜为十二时。此前一昼夜为十时。可见这段经文成文于太初改历之后。也左证《黄帝内经》始于战国，书成于西汉的说法。

【原文】

足太阳之正，别入于腘中。其一道下尻五寸，别入于肛，属于膀胱，散之肾，循膂，当心入散。直者，从膂上出于项，复属于太阳，此为一经也。足少阴之正，至腘中，别走太阳而合，上至肾，当十四椎出属带脉。直者，系舌本，复出于项，合于太阳，此为一合。成以诸阴之别皆为正也。

足少阳之正，绕髀，入毛际，合于厥阴。别者入季胁之间，循胸里，属胆，散之，上肝，贯心，以上挟咽，出颐颌中，散于面，系目系，合少阳于外眦也。足厥阴之正，别跗上，上至毛际，合于少阳，与别俱行，此为二合也。

足阳明之正，上至髀，入于腹里，属胃，散之脾，上通于心，上循咽，出于口，上頞頔，还系目系，合于阳明也。足太阴之正，上至髀，合于阳明，与别俱行，上结于咽，贯舌中，此为三合也。

手太阳之正，指地，别于肩解，入腋，走心，系小肠也。手少阴之正，别入于渊腋两筋之间，属于心，上走喉咙，出于面，合目内眦，此为四合也。

手少阳之正，指天，别于巅，入缺盆，下走三焦，散于胸中也。手心主之正，别下渊腋三寸，入胸中，别属三焦，出循喉咙，出耳后，合少阳完骨之下，此为五合也。

手阳明之正，从手循膺乳，别于肩髃，入柱骨，下走大肠，属于肺，上循喉咙，出缺盆，合于阳明也。手太阴之正，别入渊腋少阴之前，入走肺，散之太阳，上出缺盆，循喉咙，复合阳明，此六合也。

【译文】

足太阳膀胱经之正，即另外走行的正经，从膝腘窝离开本经主干，其中一条在尻下5寸的承扶穴别出，入于肛门，向腹内属络于膀胱，散络于肾，沿脊背，在与心相对的位置入散于心。其直行者从脊背向上走行达于后颈部，再合于该经的主干，成为一条经脉。足少阴肾经另外走行的正经，达到腘窝处从主干上别出，而合于足太阳膀胱经与之共同走行，向上达于肾，在第十四椎处向腹壁走行与带脉相合。其一条直行的，向上联于舌根，再向后颈部走行，与足太阳膀胱经相合。这是十二经中相表里脏腑经脉通过别出的正经脏腑相合，这是第一合。凡是阴经主干外称之为别的，均是该经的正经，无非另外走行而已。

足少阳胆经从主干上别出的正经绕髀部，进入阴毛丛生的阴阜，合于足厥阴经。另外一条别行的经脉在季胁部向内沿胸壁内侧达于胆腑，散络于胆上，再上于肝，上膈贯于心，从心向上到咽部，再出到面颊，下颌部，散络于面部，联于目系，在外眦汇合足少阳胆经主干。足厥阴肝经在足背上从该经主干上别出的正经，上达于阴毛处，合于足少阳胆经，并与足少阳胆经别出的正经共同走行。这是十二经中互为表里的脏腑之经的第二个相合。

足阳明胃经从主干上别出的正经达到髀关节，向腹内走行，达于本腑，再散络于脾，向上通达于心，再向上沿咽部，出于口唇，上鼻梁，达面颊，缠结目系，合于足阳明胃经主干。足太阴脾经别行的正经上达髀关节时合于足阳明胃经，与该经别行的正经一起走行，上结咽部，贯达于舌中。这是十二经脏腑相表里经脉的第三个相合。

手太阳小肠别行的正经由上向下行走，从背部肩关节别出之后入腋部，联于心，而进入本经所属的小肠。手少阴心经离开主干别行的正经，从腋内极泉向下走到足少阳胆经渊腋穴，进入胸内，属络于心，向上达到喉咙，出到颜面，合到目内眦。这是十二经中脏腑互为表里两经通过别出正经的第四组相合。

手少阳三焦离开主干另外走行的正经，在身体最高处指天的巅顶分别而出，进入缺盆，入胸腹，联络于上中下三焦，达于该经的本腑，散络于胸中。手厥阴心包络别行的正经在渊腋穴下3寸处进入胸中，也历络于上中下三焦，再转向上沿喉咙，上出耳后，在完骨之下与手少阳三焦经相合。这是十二经中互为表里的脏腑之经第五组相合。

手阳明大肠别行之正经从手上行至胸、乳部，再向上到达肩髃穴，从那里达于脊柱骨，转向下抵于本腑大肠，转而向上属络于肺，再向上沿喉咙，出于缺盆，汇合于阳明经的主干。手太阴肺别行之正经在渊腋穴处走行于手少阴心经别行的正经之前，转入胸内达于本脏肺，散于心，向上出缺盆，沿喉咙与手阳明大肠经相合。这是十二经中相表里脏腑经脉通过别行正经相合的第六组。

【注】

第六组相合"手太阴之正……入走肺，散之太阳"，《灵枢经白话解》经文为"入走肺，散之大阳（肠）"，语译为："入走肺脏，散行至于大肠。"商务印书馆1955年4月校订重印《灵枢经》，人民卫生出版社1959年版《古今图书集成医部全录，医经注释·黄帝灵枢经》经文均为"散之太阳"。张志聪注："入走肺，当心处，散之太阳。"《灵枢经·九针十二原》经文："阳中之太阳心也。"即心有太阳之称。笔者直译为"散于心"，应是妥当的，并非臆断。

第六篇　《灵枢》海论

【原文】

黄帝问于岐伯曰：余闻刺法于夫子，夫子之所言不离于营卫血气。夫十二经脉者，内属于府藏，外络于肢节，夫子乃合之于四海乎。岐伯答曰：人亦有四海十二经水，经水者皆注于海，海有东西南北，命曰四海。黄帝曰：以人应之奈何。岐伯曰：人有髓海，有血海，有气海，有水谷之海，凡此四者以应四海也。黄帝曰：远乎哉夫子之合人天地四海也，愿闻应之奈何。岐伯答曰：必先明知阴阳表里荣输所在四海定矣。黄帝曰：定之奈何。岐伯曰：胃者水谷之海，其输上在气街，下至三里。冲脉者，为十二经之海，其输上在于大杼，下出于巨虚之上下廉。膻中者，为气之海，其输上在于柱骨之上下，前在于人迎。脑为髓之海，其输上在于其盖，下在风府。黄帝曰：凡此四海者何利何害，何生何败。岐伯曰：得顺者生，得逆者败，知调者利，不知调者害。黄帝曰：四海之逆顺奈何。岐伯曰：气海有余者气满胸中悗息面赤，气海不足则气少不足以言。血海有余则常想其身大，怫然不知其所病，血海不足亦常想其身小，狭然不知其所病。水谷之海有余则腹满，水谷之海不足则饥不受谷食。髓海有余则轻劲多力，自过其度，髓海不足则脑转耳鸣，胫酸眩冒目无所见，懈怠安卧。黄帝曰：余已闻逆顺，调之奈何。岐伯曰：审守其输而调其虚实，无犯其害，顺者得复，逆者必败。黄帝曰：善。

【译文】

黄帝向天师岐伯发问说：我已经聆听了针刺法则，您所讲总离不开营卫气血，说到人有十二经脉，内出于脏腑，外络于四肢百骸，这些事情能否与天下四海相联系吗？岐伯回答说：人确实也有四海、十二经水。十二经与天下十二水相应。水流终入海，海有东西南北四海。人有脑髓、气、血、水谷四海。黄帝说：这个事情很高远，如何能联系得更具体呢？岐伯回答说：先清晰了解阴阳表里以及十二经井荣输经合具体位置，人之四海就明确了。黄帝说：我想了解人之四海具体情况。岐伯说：胃是水谷之海，它的重要腧穴在上的是气冲穴，在下的是足三里穴。冲脉为十二经之海，它的重要腧穴在上的为大杼，在下的是巨虚上廉、下廉。膻中为气之海，其重要腧穴上为大椎、哑门，前为人迎。脑为髓之海，其重要腧穴上为百会，下为风府。黄帝说人体这四海太重要了，什么情况对其有利，什么情况对其有害，怎样有利它而维持生命，什么情况会使它衰败。岐伯说：明白养生之道注意调养对它有利，不知养生之道不注意调养对它有害，顺其生理则生而长寿，逆其生理则败而夭亡。黄帝问：四海逆顺都有什么表现。岐伯说：气海气逆不顺则胸中烦闷喘促，颜面发赤；气海不足则元气衰减，体弱乏力，语声低微。血海有余则身体臃肿，怫郁不舒，莫名所苦；血海不足则身体瘦弱，胸闷不快，难以名状。水谷之海气机不顺则脘腹胀满；水谷之海不足则饥不欲食，食而不化。髓海充足则身体轻健，臂力过人；髓海不足则眩晕耳鸣，两腿酸软，视物昏花，乏力嗜卧。黄帝说：四海顺逆症状我听到了，怎么样调治呢？岐伯说：根据其虚实，利用其腧穴，虚者补之，实者泻之，不要犯了虚虚实实的错误，气机通顺了身体就恢复了。如果犯了虚虚实实的错误致使气机逆乱，其结果必然造成身体衰败。黄帝说：解释得太好了。

第七篇　《灵枢》营气

【原文】

黄帝曰：营气之道，内谷为宝，谷入于胃，乃传之肺，流溢于中，布散于外。精专者，行于经隧，常营无已，终而复始，是谓天地之纪。故气从太阴出，注手阳明。上行注足阳明，下行至跗上，注大指间，与太阴合。上行抵脾，从脾注心中。循手少阴，出腋，下臂，注小指，合手太阳。上行乘腋，出䪼内，注目内眦，上巅，下项，合足太阳。循脊，下尻，下行注小指之端，循足心，注足少阴。上行注肾，从肾注心，外散于胸中。循心主脉，出腋，下臂，出两筋之间，入掌中，出中指之端，还注小指次指之端，合手少阳。上行注膻中，散于三焦，从三焦注胆，出胁，注足少阳。下行至跗上，复从跗注大指间，合足厥阴。上行至肝，从肝上注肺。上循喉咙，入颃颡之窍，究于畜门。其支别者，上额，循巅，下项中，循脊，入骶，是督脉也。络阴器，上过毛中，入脐中，上循腹里，入缺盆，下注肺中，复出太阴。此营气之所行也，逆顺之常也。

【译文】

黄帝说：营气充沛，运行畅通，最重要的是摄入足够饮食。饮食入于胃，消化后精微传于肺，充盈体内，散布体表。经文谷入于胃之胃字，不应理解为足阳明胃经之胃，而应概括理解为脾胃消化系统之意。营气是更加精微灵动的物质，走行于经络之中，正常运行而不停顿，按顺序各经循行周遍后，继续运行，周而复始，循环无端。这同天体运行的情况是一致的。所以营气从手太阴运行而出，注入手阳明经，再上行注入足阳明经，再下行达足背，注入足大趾间，合于足太阴。上行达于髋关节，从脾脏注入心中。沿手少阴经出到腋窝，下前臂，注于小指，合到手太阳经。上行达于腋部，上出颧骨，注于大眼角内，上巅顶，达于后颈部合于足太阳经。沿脊柱下尾闾部再向下注于小趾端，沿足心注于足少阴经。上行注于肾内，从肾贯注心，散布胸中。再沿手厥阴心包经出到胸壁的腋部，下臂上，出于肘关节两筋之间进入手掌，出到中指尖端，反过来再注到无名指尖端，合于手少阳经。从那里上行注入膻中，散布于上中下三焦。从三焦注于胆腑。出到胁部注于足少阳经（据《灵枢》卷三经脉篇："胆足少阳之脉……其支者别锐眦下大迎合于手少阳"，说明手、足少阳经在足阳明胃经大迎穴已会合而行，非止出胁部才两经相合）。足少阳胆经继续下行到足背，注入大趾间合于足厥阴经。上行抵于肝脏，从肝注于肺。从肺再向上沿喉咙，进入口腔内上颚与鼻相通的孔窍，达于外鼻孔。

另有一支分别而出的经脉向上抵于额部，沿巅顶，下到后颈部，沿脊柱，抵达脊柱末端。这条别出的经脉是督脉。又从督脉转注任脉，绕络阴器，上过阴阜的阴毛处，上达于脐，再沿腹壁内侧上入缺盆，从那里营气下注肺中，又出于手太阴经，继续上面路径循环。这就是精专灵动的营气在十四经中循环的顺序。人一息尚存，经气循行就生生不息。这与日月星辰东升西落、健行不息是契合的。

营气周流图

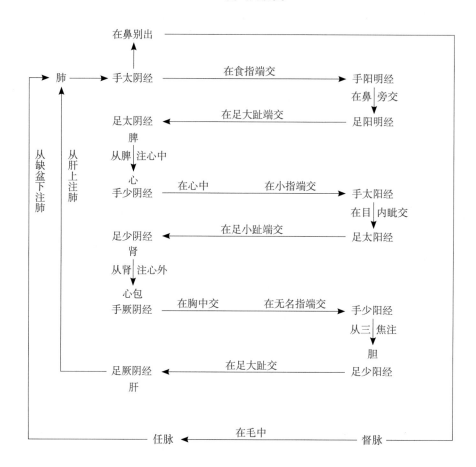

第八篇 《灵枢》五十营

【原文】

黄帝曰：余愿闻五十营奈何。岐伯答曰：天周二十八宿，宿三十六分。人气行一周，千八分，日行二十八宿。人经脉上下左右前后二十八脉，周身十六丈二尺，以应二十八宿，漏水下百刻以分昼夜。故人一呼，脉再动，气行三寸，一吸脉亦再动，气行三寸。呼吸定息，气行六寸，十息气行六尺，日行二分，二百七十息，气行十六丈二尺。气行交通于中一周于身，下水二刻。日行二十五分，五百四十息，气行再周于身，下水四刻，日行四十分。二千七百息，气行十周于身，下水二十刻，日行五宿二十分。一万三千五百息，气行五十营于身，水下百刻，日行二十八宿，漏水皆尽，脉终矣。所谓交通者，并行一数也。故五十营备，得尽天地之寿矣，凡行八百一十丈也。

【注】

经文按递增法计算一昼夜日行 28 宿，每宿 36 分，共行 1008 分，漏下 100 刻，营行 810 丈，绕身 50 周。经文一呼脉再动，一吸脉亦再动，呼吸定息脉四动，与现代人体生理一致。按现代生理每分钟呼吸 16 至 20 次计平均一昼夜呼吸 25 920 次，约 26 000 次。而经文为 13500。按此每分钟呼吸仅 9 次，心跳为 36 次。

人类由单细胞进化而来，漫长的进化过程是在地球绕日运动环境下进行的，人的生命节奏毫无疑问会印有日月运行节奏，人与天地相应是毋庸置疑的。天体运动可见可测，人的生命活动多不可见。知天易，知人难。直至今日医学对人体所知远逊于天文学对天体所知。本文是古人用天体知识测度人体的方式。笔者认为不必拘泥数字，领悟人与天地相应的本质为上，并应推而广之思考，或可有所创见。人经脉上下、左右、前后二十八脉是左右十二经、任督二脉，马莳解为再加阴蹻、阳蹻，《黄帝内经白话解》也说再加左右蹻脉。但左右蹻脉共 4 条，与数不合，而冲任督带四脉联称，既有任督，又有冲带，正合二十八脉之数，似更顺理，不知所言当否。

第九篇　《灵枢》营卫生会

【原文】

黄帝问于岐伯曰：人焉受气，阴阳焉会，何气为营何气为卫，营安从生卫于焉会，老壮不同气，阴阳异位，愿闻其会。岐伯答曰：人受气于谷，谷入于胃，以传与肺，五藏六府皆以受气，其清者为营，浊者为卫。营在脉中卫在脉外，营周不休，五十而复大会。阴阳相贯，如环无端。卫气行于阴二十五度，行于阳二十五度，分为昼夜。故气至阳而起，至阴而止。故曰：日中而阳陇为重阳，夜半而阴陇为重阴。故太阴主内，太阳主外，各行二十五度，分为昼夜。夜半为阴陇，夜半后而为阴衰，平旦阴尽而阳受气矣。日中而阳陇，日西而阳衰，日入阳尽而阴受气矣。夜半而大会，万民皆卧，命曰合阴。平旦阴尽而阳受气，如是无已，与天地同纪。黄帝曰：老人之不夜瞑者何气使然，少壮之人不昼瞑者何气使然。岐伯答曰：壮者之气血盛，其肌肉滑，气道通，营卫之行不失其常，故昼精而夜瞑。老者之气血衰，其肌肉枯，气道涩，五藏之气相搏，其营气衰少而卫气内伐故昼不精夜不瞑。黄帝曰：愿闻营卫之所行皆何道从来。岐伯答曰：营出于中焦，卫出于下焦。黄帝曰：愿闻三焦之所出。岐伯答曰：上焦出于胃上口，并咽以上，贯膈而布胸中，走腋，循太阴之分而行，还至阳明，上至舌，下足阳明。常与营俱行于阳二十五度，行于阴亦二十五度，一周也。故五十度而复大会于手太阴矣。黄帝曰：人有热，饮食下胃，其气未定汗则出，或出于面，或出于背，或出于身半，其不循卫气之道而出，何也。岐伯曰：此外伤于风内开腠理，毛蒸理泄，卫气走之，固不得循其道，此气慓悍滑疾，见开而出故不得从其道，故命曰漏泄。黄帝曰：愿闻中焦之所出，岐伯答曰：中焦亦并胃中，出上焦之后，此所受气者泌糟粕，蒸津液，化其精微上注于肺脉，乃化而为血，以奉生身莫贵于此，故独得行于经隧，命曰营气。黄帝曰：夫血之与气异名同类，何谓也。岐伯答曰：营卫者，精气也，血者神气也。故血之与气异名同类焉。故夺血者无汗，夺汗者无血。故人生有两死而无两生。黄帝曰：愿闻下焦之所出。岐伯答曰：下焦者别回肠，注于膀胱，而渗入焉。故水谷者常并居于胃中，成糟粕而俱下于大肠而成下焦。渗而俱下，济泌别汁，循下焦而渗入膀胱焉。黄帝曰：人饮酒，酒亦入胃，谷未熟而小便独先下何也。岐伯答曰：酒者熟谷之液也，其气悍以清，故后谷而入先谷而液出焉。黄帝曰：善。余闻上焦如雾，中焦如沤，下焦如渎，此之谓也。

【译文】

黄帝向岐伯发问说：人怎样获得精气，阴阳怎样会合，什么样精气称为营，什么样精气称为卫，营气是怎样产生的，卫气怎样与它会合，老年与壮年气脉不相同了，阴阳经脉位置不同，我想了解两者之间相会合的情况。岐伯回答说：人的精气来源于饮食水谷。饮食入胃，经消化产生精气，该精微之气上传到肺，肺如华盖，将精气敷布到五脏六腑，五脏六腑都得到精气的滋养。清净者称营气，浑浊者为卫气，营走行于经脉之中，卫则运行于经脉之外。营运周流不息，每昼夜营运五十周身，营卫相会一次，并不停顿，行于阴经、行于阳经，连贯运行，如环无端。为了叙述方便会说它起于何处止于何处，而营卫运行毫不止息是找不到起止之处的。营气运行状况已在前文《营气》篇中详述。卫气运行与营气不同，昼行于阳经，夜行于阴经，昼夜各行二十五度。古人昼兴夜寝，平旦卫气达于足太阳膀胱经，气至于目，则睁目清醒起而劳作，日入卫气入于手太阴，劳作止而夜息。所以说太阴主内，太阳主外。昼为阳夜为阴，日中阳气隆盛，称为重阳，日西而阳衰，日入而阳尽，阳尽则阴受气，卫气转行阴经。夜半阴气隆盛，称为重阴，夜半后阴衰，平旦阴尽而阳受气，卫气转行阳经。卫气昼行阳经二十五度，夜行阴经二十五度，夜半营卫之行相交会，万民都在熟睡，称为合阴。营卫循环不已，与天地运行节奏一致。

至于老年人夜间难以入睡，青壮年白天不需要睡觉的道理，岐伯解释说：青壮年气血旺盛，肌肉滑利，气道畅通，营卫运行正常，所以白天精明夜间安睡。而人到老年气血已衰，肌肉干枯，气道艰涩，五脏之气不顺，营气衰少，卫气也向内争夺营养，所以白天不精明，夜间又难入睡。

黄帝说：营卫运行我知道了，那么营卫之气是从哪里产生的呢？岐伯回答说：营出于中焦，卫出于下焦。经文卫出下焦历代医家多有质疑，认为下乃上字之误，笔者赞成此说。古文上为二，上短下长，下为二，上长下短，极易误写，所以卫出于上焦为是。下段经文三焦之所出，所述上焦所出者就是卫气。黄帝说：我想听听上中下三焦都生成什么。岐伯回答说：上焦生成之气出于胃上口，沿咽向上，然后向下，穿过膈肌，散布胸中，向体表走行达于腋下，沿手太阴经，转入与手太阴肺经相表里的手阳明大肠经，上到舌，再下转足阳明胃经从而与运行于经隧内的营气在经隧外与之俱行。白昼行于阳经二十五度，夜间行于阴经二十五度。这种运行法与运行于经隧内营气循行不同。营气循行在营气篇已详述。经隧内外二气运行五十周大会于手太阴肺经。此段经文所叙出于胃上口，终与营行会于手太阴者正是卫气。经文佐证卫出上焦。

黄帝说：人发烧，进食时间很短，显然食物还没有被吸收，汗却出来了，或出于面，或出于背，或出于上半身，这并没有按卫气运行的正常途径而汗出，是什么原因引起的。岐伯说：这是外伤于风邪，造成表卫不固，腠理开张，卫气散乱，不循常道。而卫气特点是慓悍滑疾，见开便出。所以称这种汗出为漏泄。

黄帝说：以上所说是卫气出于上焦的情况，我还想听听中焦产生什么。岐伯回答说：中焦在上焦下面，相当于胃所在的位置，肠胃在中焦，分别糟粕，蒸腾津液，上注于肺脉，化生血液，供养全身。对于维持生命活动没有比血更珍贵的物质。血与营本为一物，营为其气，血为其质。也就是说血是有形物质，营是无形功能。

黄帝问：血与气名称不同实为一物，为什么这样说。岐伯回答说：营卫确实重要，称之为精气，但它是血的功能表现，没有血就谈不上营卫，所以血是神气。血枯则无汗，汗竭则证实血已竭，血与营卫就是这种关系。同样是血产生的功能，阴阳属性有别，营行脉中为阴，卫行脉外为阳。阳气竭人必死，阴气竭人亦死，人死不能复生，故俗语说人有两死而无两生。

黄帝说：我想听听下焦产生什么。岐伯回答说：回肠以下就是下焦，大肠、膀胱都在下焦。人饮食摄入水谷均入于胃。经脾胃腐熟，卫气从上焦而出，营血从中焦而出。精微化生供养全身后，剩余的水与糟粕则转入下焦。在大肠中泌别水与糟粕，水入膀胱排出体外为尿，糟粕排出体外为便。便尿由下焦而出。

黄帝说：人喝酒，酒在饮食后到胃，未等饮食消化而尿先下，这是为什么？岐伯答道：酒是蒸熟的谷物化生的津液，质清轻而性悍烈，所以虽然在谷食之后入胃，却先于谷食而出。黄帝说阐述得太好了。我听说上焦如雾露，中焦如腐沤，下焦如沟渎，就是这个意思吧。

第十篇 《灵枢》卫气行

【原文】

黄帝问于岐伯曰：愿闻卫气之行，出入之合何如。伯高曰：岁有十二月，日有十二辰，子午为经卯酉为纬。天周二十八宿，而一面七星，四七二十八星。房昴为纬，虚张为经。是故房至毕为阳，昴至心为阴。阳主昼阴主夜。故卫气之行一日一夜五十周于身，昼日行于阳二十五周，夜行于阴二十五周，周于五藏。是故平旦阴尽阳气出于目，目张则气上行于头，循项下足太阳，循背下至小指之端。其散者别于目锐眦，下手太阳，下至手小指之间外侧。其散者，别于目锐眦下足少阳注小指次指之间。以上循手少阳之外侧，下至小指之间。别者以上至耳前，合于颔脉注足阳明以下行至跗上入五指之间。其散者从耳下下手阳明，入大指之间入掌中。其至于足也入足心，出内踝下，行阴分，复合于目，故为一周。

【译文】

黄帝问岐伯说：我想听听卫气怎样走行的，从哪里出，在哪里入。伯高回答说：一年有 12 个月，每天有 12 个时辰。从子到午连线为经线，从卯到酉连线为纬线。周天有二十八处星宿，这 28 个星宿绕天一周，相距大致均等，好像日月运行休憩之所，故称为宿。东方七宿角、亢、氐、房、心、尾、箕，形似青龙；北方七宿斗、牛、女、虚、危、室、壁，七宿在天空形成的图案似龟身蛇首的玄武；西方七宿奎、娄、胃、昴、毕、觜、参，在天空形成似白虎的图案；南方七宿井、鬼、柳、星、张、翼、轸，构成一只火红凤鸟图案。由房宿运行到毕宿属阳，由昴宿至心宿属阴。阳为白昼，阴为夜晚。卫气一日一夜在身体运行 50 周。白天行于阳经 25 周，夜晚行于五脏 25 周。平旦行阴结束，卫气出于足太阳经目内眦，人则清醒目张，卫气上行于头，再转向下抵后颈部，沿足太阳经，经背部下到足小趾之端。它一条散行路线从目锐眦别出，下到手太阳小肠经，下到手小指外侧。另一条散行路线也是从目锐眦别出，下到足少阳胆经下至足无名趾之端。从该处向上沿手少阳经至达手无名指之端。此段经文有错简、漏简，不按字直译。另一支别行路线上到耳前，合于面部承泣与颊车之间的颔脉注入足阳明胃经，下行到足背，抵于二趾厉兑穴。另一散行路线从耳下入手阳明大肠经，入食指端，再入掌中。再由抵足阳明胃经路线转入足心，经足少阴肾经出内踝，重新由目内眦转出于足太阳膀胱经。重复以上路线。运行手足太阳、手足少阳、手足阳明六阳经后，经足少阴肾经转回六阳经，这是阳经一周的路径。白昼行 25 周。

【原文】

是故日行一舍，人气行一周与十分身之八；日行二舍，人气行三周于身与十分身之六；日行三舍人气行于身五周与十分身之四；日行四舍人气行于身七周与十分身之二；日行五舍人气行于身九周；日行六舍人气行于身十周与十分身之八；日行七舍人气行于身十二周在身与十分身之六；日行十四舍人气二十五周于身有奇分与十分身之二。阳尽于阴，阴受气矣，其始入于阴，当从足少阴注于肾，肾注于心，心注于肺，肺注于肝，肝注于脾，脾复注于肾为周。是故夜行一舍人气行于阴藏一周与十分藏之八，亦如阳行之二十五周而复合于目。阴阳一日一夜合有奇分十分身之四，与十分藏之二。是故人之所以卧起之时有早晏者，奇分不尽故也。

【释文】

这段经文是把日行于二十八宿与卫气行于人身相对应。日行一舍，即由此至彼相邻两宿间的距离。卫气在人身行一周与十分身之八，所谓一周即由阳气出于目，目张，气上行于头，行手足太阳、手足少阳、手足阳明三阳尽，转入足少阴重出于目，此为一周。所谓十分身之八，即未满一周，仅为一周的8/10。当时卫气尚在手足阳明，距转入足少阴尚有身之二，即身2/10的距离。卫气昼行于阳一周所行之经已如上述。阳尽入阴开始时是从足少阴注于肾，肾注于心，心注于肺，肺注于肝，肝注于脾，脾复注于肾为一周。卫气昼夜之行井然有序。日行28宿一周天，卫气行50周于周身。以一周又十分身之八这个用28除50周身所得之数迭加，足可以测知昼夜任何时刻卫气所在某经某脏位置。这就为谨候气之所在而刺之提供了卫气行的凭据。

但是用一周与十分身之八迭加测知卫气所在必须知道卫气开始运行之点才能办到。这一点在哪里？这一点是哪个时间点？《营卫生会》篇对卫气行的初始点说得很明确：故太阴主内太阳主外，各行二十五度分为昼夜。夜半为阴陇，夜半后为阴衰，平旦阴尽而阳受气矣。日中而阳陇，日入阳尽而阴受气矣。夜半而大会，万民皆卧命曰合阴。平旦阴尽而阳受气，如是无已。平旦就是卫气出于目，目张，上行于头，行手足太阳、手足少阳、手足阳明，再由足少阴转出于目为一周的初始点。由平旦以一周与身之八迭加就会测知昼夜间任何时候卫气所在之点。卫气行为何始于平旦？一昼夜终于子而始于子。子时理应为滴漏测时的初刻之时，是一天之始。但此时阴气隆盛，万民皆卧。平旦才是夜与日交替之际，是白昼的开始，是卫气出于目之时。按现代计时平旦是凌晨三点钟，按古代计时是寅时初刻。

【原文】

黄帝曰：卫气之在于身也上下往来不以期，候气而刺之奈何。伯高曰：分有多少，日有长短，春秋冬夏各有分理，然后常以平旦为纪，以夜尽为始。是故一日一夜水下百刻，二十五刻者半日之度也，常如是毋已。日入而止，随日之长短各以为纪而刺之，谨候其时病可与期，失时反候者百病不治。故曰刺实者刺其来也，刺虚者刺其去也。此言气存亡之时以候虚实而刺之。是故谨候气之所在而刺之是谓

逢时。在于三阳必候其气在于阳而刺之，病在于三阴必候其气在阴分而刺之。水下一刻人气在太阳，水下二刻人气在少阳，水下三刻人气在阳明，水下四刻人气在阴分。水下五刻人气在太阳，水下六刻人气在少阳，水下七刻人气在阳明，水下八刻人气在阴分。水下九刻人气在太阳，水下十刻人气在少阳，水下十一刻人气在阳明，水下十二刻人气在阴分。水下十三刻人气在太阳，水下十四刻人气在少阳，水下十五刻人气在阳明，水下十六刻人气在阴分。水下十七刻人气在太阳，水下十八刻人气在少阳，水下十九刻人气在阳明，水下二十刻人气在阴分。水下二十一刻人气在太阳，水下二十二刻人气在少阳，水下二十三刻人气在阳明，水下二十四刻人气在阴分。水下二十五刻人气在太阳，此半日之度也。从房至毕一十四舍，水下五十刻日行半度。回行一舍水下三刻与七分刻之四。大要曰常以日之加于宿上也，人气在太阳。是故日行一舍人气行三阳行与阴分，常如是无已。天与地同纪，纷纷份份，终而复始，一日一夜水下百刻而尽矣。

【释义】

本段经文是将日行 28 宿、卫气行身 50 周、滴漏计时水下百刻相对应，以便针刺时依时测知卫行在阳在阴，所行何经何脏，达到谨候其时，逢时而刺，不致失时反候。卫气每行一周，行于阳的顺序是先手足太阳，中手足少阳，后手足阳明，末经足少阴入目；行于阴的顺序是肾、心、肺、肝、脾。夜行五脏一周与昼行六阳经一周的行身尺寸与历时一致。据日行何宿，滴漏水下刻数，计算卫行周数及余数推断卫气已在何经何脏。日行 28 宿，卫行于身 50 周，水下百刻，则知卫行一周，百刻之漏水下 2 刻。水下每刻折合现代时钟 14.4 分，即 14 分 24 秒。水下 2 刻则为 28 分 48 秒。也就是说每 28 分 48 秒，卫气行身一周。从平旦的凌晨 3 点零分起将 28 分 48 秒迭加，可测出卫气所行位置，逢时而刺，就可收到良好效果。

春夏秋冬昼夜长短有别，据时测卫应予增减。

【注】

经文末"常如是无已。天与地同纪，纷纷份份，终而复始"份（bā），整齐之意。文意为卫气之行与天地之行一致，虽然复杂，其实井然有序。

第十一篇 《灵枢》根结

【原文】

岐伯曰：天地相感寒暖相移，阴阳之道孰少孰多。阴道偶阳道奇，发于春夏阴气少阳气多，阴阳不调何补何写；发于秋冬阳气少阴气多，阴气盛而阳气衰，故茎叶枯槁湿雨下归，阴阳相移，何写何补。奇邪离经不可胜数，不知根结五藏六府折关败枢，开阖而走，阴阳大失，不可复取。九针之玄要在终始，故能知终始一言而毕，不知终始针道咸绝。太阳根于至阴，结于命门，命门者目也。阳明根于厉兑，结于颡大，颡大者钳耳也。少阳根于窍阴，结于窗笼，窗笼者耳中也。太阳为开，阳明为阖，少阳为枢。故开折则内节渎而暴病起矣。故暴病者取之太阳，视有余不足。渎者皮肉宛膲而弱也。阖折则气无所止息而痿疾起矣。故痿疾者取之阳明，视有余不足。无所止息者，真气稽留邪气居之也。枢折即骨繇而不安于地，故骨繇者取之少阳，视有余不足。骨繇者节缓而不收也。所谓骨繇者，摇故也，当穷其本也。太阴根于隐白，结于大仓；少阴根于涌泉，结于廉泉；厥阴根于大敦，结于玉英，络于膻中。太阴为开，厥阴为阖，少阴为枢。故开折则仓廪无所输，膈洞。膈洞者取之太阴，视有余不足。故开折者气不足而生病也。阖折即气绝而喜悲，悲者取之厥阴，视有余不足。枢折则脉有所结而不通。不通者取之少阴，视有余不足。

有结者皆取之不足。足太阳根于至阴，溜于京骨，注于昆仑，入于天柱飞扬也。足少阳根于窍阴，溜于丘墟，注于阳辅，入于天容光明也。足阳明根于厉兑，溜于冲阳，注于下陵，入于人迎丰隆也。手太阳根于少泽，溜于阳谷，注于少海，入于天窗支正也。手少阳根于关冲，溜于阳池，注于支沟，入于天牖外关也。手阳明根于商阳，溜于合谷，注于阳溪，入于扶突偏历也。此所谓十二经者盛络皆当取之。

【释文】

本篇在九针十二原的基础上再次强调井、荥、输、原、经、合之类重要穴位在针刺治疗中的作用。提出根、结、溜、注、入的概念。根穴为经气如泉水般涌出之处，均是井穴。结穴则是本经与他经结合之穴，经气结聚旺盛超过他穴。足太阳结穴命门，即睛明穴，与手少阴心经相结；足少阳经结窗笼，即听宫穴，与手太阳结；足太阴结穴太仓，即中脘穴，与任脉相结；足厥阴结穴玉英，即玉堂穴，与任脉相结；足少阴经结穴廉泉，与任脉相结。只有足阳明胃经结穴头维无明确相结之经。但足阳明胃经起于鼻之交頞中，旁纳太阳之脉。足太阳膀胱经其支者从巅至耳上角。足少阳胆经起于目锐眦上抵头角。三经经脉在头维穴周围结聚。至于溜、注，手太阳小肠经为经穴、合穴，其余各经均为原穴、经穴。入穴则为颈项部之穴与肘、膝以下之络穴，为十五络中之穴。

【注】

离，苣也，到、来之义。太阳之结命门即睛明穴。阳明之结颡大即头维穴，因钳束于耳又称钳耳。少阳之结窗笼即听宫穴。宛膲，宛通郁，膲音焦，肌肉瘦削。繇同摇。阖折即气绝而喜悲，所述为足厥阴肝经。肝属木，喜调达，在志为怒。如果肝郁不舒，气机受阻，理应为怒。如因虚受阻，虚而不通，金来乘之。金为肺，其志为悲，肝虚金乘故喜悲。取厥阴者，补肝气，转虚为实，金无所乘而病愈。

所谓十二经者，盛络皆当取之。十二经之络脉实为静脉，邪实气盛皆可刺络泄血以祛邪。大太二字古文通用，故文中交替出现。应知大即太也。

经文"足少阳根于窍阴……入于天容光明也"有误。①手太阳小肠经、手少阳三焦经、足少阳胆经三经均上颈项。手足少阳经在颈上交叉后相合下行，而手太阳小肠经则循颈上行，不与手足少阳相交，故足少阳经无由与手太阳共用本属该经的天容穴。②一穴多名，一名两穴并无天容。③马莳注此段经文直书"足少阳根于窍阴……入于天冲之在头者，络于光明之在足者"。据此经文"入于天容"应为"入于大冲"。

【原文】

一日一夜五十营，以营五藏之精，不应数者，名曰狂生。所谓五十营者五藏皆受气。持其脉口数其至也，五十动而不一代者五藏皆受气，四十动一代者一藏无气，三十动一代者二藏无气，二十动一代者三藏无气，十动一代者四藏无气，不满十动一代者五藏无气，予之短期。要在终始。所谓五十动而不一代者以为常也。以知五藏之期予之短期者，乍数乍疏也。

黄帝曰：逆顺五体者言人骨节之小大，肉之坚脆，皮之厚薄，血之清浊，气之滑濇，脉之长短，血之多少，经络之数，余已知之矣。此皆布衣匹夫之士也，夫王公大人血食之君，身体柔脆，肌肉软弱，血气慓悍滑利，其刺之徐疾浅深多少可得同之乎？岐伯答曰：膏粱菽藿之味何可同也？气滑即出疾，其气濇则出迟。气悍则针小而入浅，气濇则针大而入深。深则欲留，浅则欲疾。以此观之，刺布衣者深以留之，刺大人者微以徐之，此皆因气慓悍滑利也。

黄帝曰：形气之逆顺奈何？岐伯曰：形气不足病气有余，是邪胜也，急写之。形气有余病气不足，急补之。形气不足病气不足，此阴阳气俱不足也，不可刺之，刺之则重不足，重不足则阴阳俱竭，血气皆尽，五藏空虚，筋骨髓枯，老者绝灭，壮者不复矣。形气有余病气有余，此谓阴阳俱有余也，急写其邪，调其虚实。故曰有余者写之，不足者补之，此之谓也。故曰刺不知逆顺，真邪相搏，满而补之则阴阳四溢，肠胃充郭，肝肺内䐜，阴阳相错；虚而写之则经脉空虚，血气竭枯，肠胃慴辟，皮肤薄着，毛腠夭膲，予之死期。故曰用针之要在于知调阴与阳。调阴与阳精气乃光，合形与气使神内藏。故曰上工平气，中工乱脉，下工绝气危生。故曰下工不可不慎也。必审五藏变化之病，五脉之应，经络之实虚，皮之柔粗而后取之也。

【译文】

营行脉中卫生脉外，一日一夜绕身运行50周以将精气送入五脏及周身。如果不能按正常规律运行就是气机逆乱的狂生。营卫之行是否符合五十营的规律，能否使五脏都能受纳精微之气，从而各行其职，可以通过诊察寸口之脉予以查清。脉动50次无一次停代，说明五脏都能正常受纳水谷精微；脉动40次出现一次停代，是五脏有一脏气机失常；三十动就有一次停代是有两脏气机失常；二十动就有一次停代是有三脏气机失常；十动就有一次停代是有四脏气机失常；不足十动就出现一次停代是五脏气机均紊乱。出现这种情况说明该人寿命已不长，其机制在终始篇已有论述。所说的脉动50次不出现脉搏停顿，那是正常脉象。用寸口脉象测知五脏情况，并以此判定疾病轻重，预测死期。如果脉呈忽快忽慢的异常情况离死亡就很近了。

黄帝说：5种不同身体类型的人骨节大小、肌肉粗细、皮肤厚薄、血之清浊、气之滑涩、脉象长短、血多血少、经络状况我已经知道了，这都是普通百姓。王公贵族以肉食为主的人身体柔弱，肌肉无力，气血运行流利，针刺时快慢深浅行针数量与普通人一致吗？岐伯回答说肉食精粮与粗豆野蔬哪能一样，饮食不同体质有别，针刺治疗亦不相同。气机滑利的速刺疾出，气机滞涩的要留针晚出。气行滑利的要小针浅刺，气行涩滞针大深刺。深刺的要留针，浅刺的要快出。据此普通百姓身体结实，针刺时要深刺留针，王公贵族体弱性娇，要用小针手法柔和。

黄帝说：我想了解外表形体与疾病的不同情况治疗时怎么处理。岐伯说：外表看上去瘦弱，病邪却旺盛，那就抓紧用泻法祛邪。外表形体看上去魁梧，但病邪已造成正气不足，那就得抓紧用补法扶助正气。外表看上去已呈虚弱之象，疾病也已造成正气内虚，这是阴阳都已不足的表现，此种情况不可以针刺。如针刺则加重其不足，加重不足则阴阳都乏竭，气血两伤，五脏空虚，筋骨、骨髓枯竭。如果是老人则必定死亡，如果原本体质盛壮也难以恢复。如果外表盛壮，邪气也盛，这是正邪两旺，那就抓紧祛邪同时补益正气，要虚实两顾。补不足、泻有余就是这个意思。所以针刺不知顺逆就会造成正邪逆乱。如果无虚可言而用补法会形成阴阳满溢，胃肠阻塞，肝肺胀满，阴阳不调。如果正气已虚反用泻法则经脉空虚，气血乏竭，肠胃虚弱，皮肤枯槁，毛发焦枯，已近死亡。用针的关键在于懂得平调阴阳。阴阳调和精气旺盛，形体气机协调，神气内藏。所以说高明的医生能够平调气机。中等医生虽不造成大差错，也在持脉而诊察脏腑虚实上难于清晰明辨。低劣的医生则庸医杀人。所以对那种医生一定要加小心。针刺治病必先审明五脏变化、五脏脉象的反应、经络虚实、皮肤状况，这些情况都观察明白了才可以施针治疗。

【注】

经文中手太阳根于少泽，溜于阳谷，注于少海。少海在今应为小海。少海本手少阴心经之穴。但手少阴心经和手太阳小肠经相表里，手少阴心经之少海在肘关节内，手太阳小肠经小海在肘关节外，两穴相距约 1 寸，少、小意义相同。明代徐凤著《徐氏针灸图经》中手太阳小肠经之图，小海穴仍标注为少海穴。二穴一名，经文无误。但时至今日，少海为手少阴心经之穴，小海乃手太阳小肠经之穴，泾渭已别。

第十二篇 《灵枢》本神

【原文】

黄帝问于岐伯曰：凡刺之法先必本于神，血、脉、营、气、精、神，此五藏之所藏也，至其淫泆离藏则精失，魂魄飞扬，志意恍乱，智虑去身者，何因而然乎？天之罪与？人之过乎？何谓德、气、生、精、神、魂、魄、心、意、志、思、智、虑，请问其故。岐伯答曰：天之在我者德也，地之在我者气也，德流气薄而生者也。故生之来谓之精，两精相搏谓之神，随神往来者谓之魂，并精而出入者谓之魄，所以任物者谓之心，心有所忆谓之意，意之所存谓之志，因志而存变谓之思，因思而远慕谓之虑，因虑而处物谓之智。故智者之养生也，必顺四时而适寒暑，和喜怒而安居处，节阴阳而调刚柔。如是则僻邪不至长生久视。是故怵惕思虑者则伤神，神伤则恐惧，流淫而不止。因悲哀动中者竭绝而失生。喜乐者神惮散而不藏。愁忧者气闭塞而不行。盛怒者迷惑而不治。恐惧者神荡惮而不收。心怵惕思虑则伤神，神伤则恐惧自失，破䐃脱肉，毛悴色夭死于冬。脾愁忧而不解则伤意，意伤则悗乱，四支不举，毛悴色夭死于春。肝悲哀动中则伤魂，魂伤则狂忘不精，不精则不正，当人阴缩而挛筋，两胁骨不举，毛悴色夭死于秋。肺喜乐无极则伤魄，魄伤则狂，狂者意不存人，皮革焦，毛悴色夭死于夏。肾盛怒而不止则伤志，志伤则喜忘其前言，腰脊不可以俛仰屈伸，毛悴色夭死于季夏。恐惧而不解则伤精，精伤则骨酸痿厥，精时自下。是故五藏主藏精者也，不可伤，伤则失守而阴虚，阴虚则无气，无气则死矣。是故用针者察观病人之态，以知精神魂魄之存亡得失之意，五者已伤针不可以治之也。肝藏血，血舍魂，肝气虚则恐，实则怒。脾藏营，营舍意，脾气虚则四肢不用，五藏不安，实则腹胀经溲不利。心藏脉，脉舍神，心气虚则悲，实则笑不休。肺藏气，气舍魄，肺气虚则鼻塞不利，少气，实则喘喝胸盈仰息。肾藏精，精舍志，肾气虚则厥，实则胀，五藏不安。必审五藏之病形以知其气之虚实，谨而调之也。

【译文】

本篇所说的神，是精神，不是物质，不是脏腑、经络、血脉本身，而是脏腑、经络、血脉所表现出的功能作用。通过这些精神作用的表现足可以判断所属脏器的盛衰，而这些精神表现必须有所控制，五志过极足可以导致脏腑盛衰甚至危及生命。黄帝向岐伯发问：凡是针刺先要考虑病者的精神状况。血、脉、营、气、精、神这些都隶属于五脏。当它们失去控制则会造成真精耗伤，魂魄离体，志意恍惚，智虑呆顿，这是什么原因造成的？是上天的惩罚？还是人自己的过失？什么叫作德、气、生、精、神、魂、魄、心、意、志、思、智、虑？请您说说其中的道理。岐伯回答说：人在天地间，天垂象地成形，天赋予人以德，地赋予人以气，人为父母精气所化生，父如天母如地，天地之精气相抟而生人，故人由精所化生。两精相抟而生人称之谓神，人有生命，生命现象称为魂，生命在则有魂，生命结束则魂散。生命强弱，魂之盛衰称为魄。能够辨识事物的功能称为心。心识拓展能记忆能想事为意。由意拓展主动控物为志。因有志对事物变化进行比较为思。因有思而对事物未来变化有所知为虑。因有有思、有志、有虑而控制事物变化为智。对于有智者的人，他对自己生活控制一定会顺应四时变化，适应寒暑往来，和调喜怒，安居而处，不恣情纵欲，自己能控制阴阳刚柔变化，所以能避免不正常的生活现象及异常的外来邪气侵犯自己，保持健康长寿。

　　不正常的精神状态影响人的健康，其作用力不亚于四时寒温的变化。惊惧忧思则伤神，神伤则恐惧情绪难以控制。过度悲哀伤及内脏，造成气血衰竭会导致死亡。喜乐本是愉快情绪，适度喜乐有益健康，但喜乐过度也会造成精神涣散甚至神不守舍而发狂。愁忧的情绪导致气机闭塞不通。大怒会造成精神错乱甚至难以恢复。过度恐惧，神气离散难收。

　　五脏各有所主的情志，不同的过度情志也会伤及不同的脏器。心藏神，惊恐思虑伤神，神伤则恐惧难以自控，形体消瘦，肌肉破败，毛发焦枯，肤无血色，死于冬季，水克火也。脾藏意，愁忧不解，情绪闷乱，四肢痿软无力，毛发憔悴，肤无血色，至春而死，木克土也。肝藏魂，悲哀过度伤及内脏，魂不附体，癫狂迷乱，言语不经，阴囊萎缩，筋脉挛急，两胁紧缩，毛发枯焦，入秋而死，金克木也。肺藏魄，喜乐过度，精神错乱，狂不识人，皮肤枯焦，毛发憔悴，至夏而死，火灼金也。肾藏志，盛怒不止，志伤健忘，腰脊强直，俯仰难伸，季夏而亡，土旺季夏，土掩水也。

　　大惊大恐伤及精关，骨软厥冷，遗精滑精。五脏主藏精，不可伤，伤则精气不藏，阴虚无气，必死无疑。

　　用针刺为病人治疗的医生在施针前要仔细观察病人，对照上述经文弄清病人精神魂魄的状况，假如五脏皆伤就不要针刺了。下面再总结一下五脏功能及虚实表现。肝藏血，血舍魂，肝气虚子病及母则恐。肝主怒，肝实则易怒。脾藏营，营舍意，脾主四肢，脾虚四肢痿软无力，脾为后天之本运化水谷精微，脾虚足可引致五脏皆虚，脾实则脾气壅塞，腹部胀满，土实克水则小便不利。心藏脉，脉舍神，心气虚金来反侮则悲。心主喜，实则喜笑不休。肺藏气，气舍魄，肺开窍于鼻，肺虚则鼻塞不利而少气，实则气道郁阻喘促胸高。肾藏精，精舍志，肾虚命门火衰则四肢厥冷，命门之火不能温煦脾土，水谷难化则腹胀。五脏失调要据其病的表现判明虚实，虚则补，实则泻，谨慎为之，勿犯虚虚实实之弊。

第十三篇 《灵枢》五乱

【原文】

黄帝曰：经脉十二者，别为五行，分为四时，何失而乱，何得而治？岐伯曰：五行有序，四时有分，相顺则治，相逆则乱。黄帝曰：何谓相顺？岐伯曰：经脉十二者以应十二月。十二月者分为四时，四时者春秋冬夏，其气各异。营卫相随，阴阳已和，清浊不相干，如是则顺之而治。黄帝曰：何谓逆而乱？岐伯曰：清气在阴，浊气在阳，营气顺脉，卫气逆行，清浊相干，乱于胸中，是谓大悗。故气乱于心则烦心密嘿，俛首静伏；乱于肺则俛仰喘喝，接手以呼；乱于肠胃则为霍乱；乱于臂胫则为四厥；乱于头则为厥逆，头重眩仆。黄帝曰：五乱者刺之有道乎？岐伯曰：有道以来，有道以去，审知其道是谓身宝。黄帝曰善，愿闻其道。岐伯曰：气在于心者，取之手少阴心主之输；气在于肺者，取之手太阴荣、足少阴输；气在于肠胃者取之足太阴阳明，不下者取之三里；气在于头者取之天柱、大杼，不知取足太阳荣、输；气在于臂足取之先去血脉，后取其阳明、少阳之荣、输。黄帝曰：补写奈何？岐伯曰：徐入徐出谓之导气，补写无形谓之同精，是非有余不足也，乱气之相逆也。黄帝曰：允乎哉道，明乎哉论，请着之玉版，命曰治乱也。

【译文】

黄帝说：手足十二经可以与五行相对应又与四时相联系，什么情况功能失调出现逆乱，什么情况功能顺畅而运行畅通？岐伯说：五行生克有其秩序，四时更迭有其规律，相顺则协调，相逆则变乱。黄帝说：什么叫顺？岐伯说：手足十二经与十二月相对应，十二月分为春夏秋冬四时。营卫运行相协调，阴阳相配合，清浊不相干扰，这样就是顺，顺则不生乱。黄帝说：什么叫逆而乱呢？岐伯说：营卫生会篇明确表述营为清，行于脉中，卫为浊，行于脉外，运行各有顺序。营气正常顺脉而行，而卫行失于常态，致使清浊不顺，相互干扰，逆乱于胸中，称为大闷。气乱于心则造成心烦不语，低头俯伏。乱于肺则俯仰喘促，叉手按胸哼哼不已。乱于肠胃则上吐下泻挥霍缭乱。乱于四肢则四末厥冷。乱于头则头重眩晕甚至摔倒。黄帝说：这五乱针刺有办法吗？岐伯说：疾病的发生是有规律的。根据这一规律去治疗，病也会消除的。所以说认清疾病发生规律，掌握针刺疗法，是维护身体健康的法宝。黄帝说：太好了，我希望听听这一疗法。岐伯说：乱气在心就针手少阴心经腧穴神门和手厥阴心包经腧穴大陵。乱气在肺就针手太阴肺经荣穴鱼际和足少阴肾经腧穴太溪。乱气在胃肠针刺足太阴脾、足阳明胃经的穴位。如效果不显可刺足三里。乱气在头可刺足太阳膀胱经天柱穴、大杼穴，如果效果不理想可刺该经的荣穴通谷、输穴束骨。乱气在手臂和足部，先在该处血络上刺络泄血，然后刺足阳明胃经、足少阳胆经荥穴和俞穴内庭、陷谷、侠溪、临泣。黄帝问：针刺时怎样补泻。岐伯说：徐进徐出，导气而已。针刺时不拘泥于补法和泻法，其目的最终是保养精气。五乱表现不出虚实，只是经气运行失于正常规律，正如经脉篇所说不盛不虚以经取之。黄帝说：这针法太得当了，论述太高妙了，把它书写到精美的玉石上面去，宣布该篇为治乱。经文所述实为现今平补平泻针法。

第十四篇 《灵枢》禁服

【原文】

雷公问于黄帝曰：细子得受业通于九针六十篇，旦暮勤服之。近者编绝，久者简垢，然尚讽诵弗置，未尽解于意矣。外揣言浑束为一，未知所谓也。夫大则无外，小则无内，大小无极，高下无度，束之奈何？士之才力或有厚薄，智虑褊浅不能博大深奥。自强于学若细子，细子恐其散于后世绝于子孙，敢问约之奈何？黄帝曰：善乎哉问也，此先师之所禁，坐私传之也。割臂歃血之盟也，子若欲得之何不斋乎！雷公再拜而起曰：请闻命于是也。乃斋宿三日而请曰敢问今日正阳细子愿以受盟。黄帝乃与俱入斋室，割臂歃血。黄帝亲祝曰：今日正阳歃血传方，有敢背此言者反受其殃！雷公再拜曰：细子受之。黄帝乃左握其手，右授之书，曰：慎之慎之，吾为子言之。凡刺之理经脉为始，营其所行，知其度量，内刺五藏，外刺六府，审察卫气，为百病母。调其虚实，虚实乃止，写其血络，血尽不殆矣。雷公曰：此皆细子之所以通，未知其所约也。黄帝曰：夫约方者犹约囊也，囊满而弗约，则输泄，方成弗约则神与弗俱。雷公曰愿为下材者勿满而约之。黄帝曰：未满而知约之以为工，不可以为天下师。雷公曰：愿闻为工。黄帝曰：寸口主中，人迎主外，两者相应俱往俱来，若引绳大小齐等。春夏人迎微大，秋冬寸口微大，如是者，名曰平人。人迎大一倍于寸口病在足少阳，一倍而躁在手少阳；人迎二倍病在足太阳，二倍而躁病在手太阳；人迎三倍病在足阳明，三倍而躁病在手阳明。盛则为热虚则为寒，紧则为痛痹，代则乍甚乍间。盛则写之，虚则补之，紧痛则取之分肉，代则取血络且饮药，陷下则灸之，不盛不虚以经取之，名曰经刺。人迎四倍者且大且数名曰溢阳，溢阳为外格，死不治。必审按其本末，察其寒热，以验其藏府之病。寸口大于人迎一倍病在足厥阴，一倍而躁在手心主；寸口二倍病在足少阴，二倍而躁在手少阴；寸口三倍病在足太阴，三倍而躁在手太阴。盛则胀满寒中食不化。虚则热中出糜少气溺色变。紧则痛痹。代则乍痛乍止。盛则写之，虚则补之，紧则先刺而后灸之，代则取血络而后调之，陷下则徒灸之。陷下者脉血结于中，中有着血，血寒，故宜灸之。不盛不虚以经取之。寸口四倍者名曰内关，内关者且大且数死不治。必审察其本末之寒温以验其藏府之病。通其营输乃可传于大数。大数曰盛则徒写之，虚则徒补之，紧则灸刺且饮药，陷下则徒灸之，不盛不虚以经取之，所谓经治者。饮药亦曰灸刺。脉急则引，脉大以弱则欲安静，用力无劳也。

【译文】

雷公谦卑地向黄帝请教说：小子本人有机会学到九针理论得以从事针刺治疗大业，读了60篇针刺古经，早晚勤勉地研习领会。近日韦编断绝致有错简漏简，日久有的书简已经模糊，尽管如此我仍然诵读不停，可是也未能完全理解其中奥旨。《灵枢》外揣篇说浑束为一，我不懂为什么这样说。论说针刺之道大到其外没有比它更大的东西，说小，精微到没有比它更精细的事情，大小高下无边际。像这样高深的理论总结出言简意赅、提纲挈领的概念，即所谓浑束为一，能办到吗？如果说不能办到经文却言之凿凿，那么怎样去概括呢？人的能力有大小，有的智商低，难以体味博大深奥的理论。再则努力程度达到我这样的也不多。所以我担心这样有用而深奥难掌握的理论会逐渐散失甚至失传，难于惠及子孙。黄帝说：你这个问题提得太好了。我的老师有告诫，禁止把这个知识传授给自私懒惰的人。传授给谁都要割臂歃血对天盟誓，你如果想得到真传怎么不先去斋戒。雷公深深地向黄帝致拜，起来说我听命。于是斋戒了 3 天回来向黄帝说，今天正午我愿意对天盟誓以接受针经传授。黄帝和雷公都进入斋室割臂歃血，黄帝亲自向天祝告：今日正午歃血盟誓，传针经之方给雷公，谁违背誓言必遭天殃。雷公对天下拜说：我诚心立誓接受誓言约束。黄帝左手握雷公手，右手把书授予雷公，说千万审慎！并说我简单解释一下。学习针经实行针刺治疗要从掌握经脉运行开始，了解营卫运行规律及与日月之行、计时滴漏相应度数。治疗五脏六腑疾病审察卫气状况更重要。卫主实表，表气不固外邪乘虚而入，百病始生。用针刺调其虚实，达其平衡，疾病停止。如果血络有瘀，可刺络泄血，瘀血排净则不为害。雷公说：这些知识我都明白，但我不知道如何将博大的针经理论简约掌握。黄帝说：约方类似扎口袋嘴，如果不扎口袋嘴，口袋满了东西就会掉出去。医疗知识多了，不会总结概括也会有遗忘，所谓神与弗俱。雷公说：我不等满就扎上口袋嘴儿。黄帝说：未满就扎可以成为医生，但不能成为指导天下的大师。雷公说：我愿意听成为医生的要求。黄帝说：必须掌握诊脉的知识。寸口脉在手太阴肺经，主候在内的五脏之气；人迎脉在足阳明胃经，主候在外的六腑之气。两者脉气内外相应，两脉同时跳动，同时往来，好像两者在牵引绳索的两端，力度基本一致。春夏人迎脉比寸口脉微大，秋冬寸口脉较人迎脉微大，以上情况是平人脉象。假如两脉力度差距显著就是病态。人迎脉比寸口脉大一倍病在足少阳胆经，同时脉呈躁动之象病则在手少阳三焦经。人迎脉比寸口脉大两倍，病在足太阳膀胱经，同时脉呈躁动之象病则在手太阳小肠经。人迎脉比寸口脉大三倍病在足阳明胃经，同时脉呈躁动之象则病在手阳明大肠经。人迎脉盛大为热病，人迎脉虚为寒病，脉紧为痛痹，出现代脉则病时轻时重。脉盛大用泻法，脉虚用补法，脉紧则针刺稍深达分肉之间，刺中经脉，宜留针以温寒。出现代脉宜在血络上刺络泄血同时配合口服药液。陷下则采用灸法温补阳气。无虚实表现系经气壅塞为病者，病在何经就在该经选穴针刺通经气，用平补平泻针法，这种疗法称为经刺。如果人迎脉大于寸口脉四倍，而且脉象洪大而快数称为溢阳，即阳气泛滥外溢之意，也称为外格，是无药可治的死症。针刺治疗必须查清引起疾病的来源，判断清楚疾病的预后，分清是寒是热，在脏在腑，才能有的放矢，因病而治。

寸口脉比人迎脉大一倍病在足厥阴经，同时脉有躁动之象者病在手厥阴心包经。寸口脉大于人迎脉二倍病在足少阴肾经，同时脉呈躁动之象病在手少阴心经。寸口脉大于人迎脉三倍病在足太阴脾经，同时又有躁动之象病在手太阴肺经。寸口脉表现盛大之象为腹部胀满，寒凝中焦，饮食不化。寸口脉虚则中焦有热，便稀溏，少气乏力，尿黄。脉紧则发痛痹。出现代脉则乍痛乍止。脉盛用泻法，脉虚用补法，脉紧则先针刺，后用灸法温寒。脉代则刺络泄血后再饮药调之。陷下则用灸法温补正气。并无虚实表现仅系经气不通的，在病所发生的经脉上取穴通经即可。寸口脉比人迎脉大四倍称为内关。内关脉象超常大而数，也是必死之脉。经文再次嘱咐，针刺前要查清病之所得的源头及归宿，病属寒属热，在脏在腑。通晓经脉及腧穴才可以把针法的要旨传授给他。邪盛脉盛只用泻法，正虚脉虚只用补法。脉紧为寒盛，灸刺之后加服药调治。气虚下陷脉伏，单纯灸法。表现不出虚实只是经气不通就只取病所在经脉针刺疏通经气即可，这是经治之法。至于饮药、艾灸、针刺，可视病情而兼用。脉有急迫之象也可导引按摩。如脉象大而无力，是正气虚甚，只宜安卧静养，避免用力劳作。

第十五篇 《灵枢》逆顺

【原文】

黄帝问于伯高曰：余闻气有逆顺，脉有盛衰，刺有大约，可得闻乎？伯高曰：气之逆顺者，所以应天地阴阳四时五行也，脉之盛衰者所以候血气之虚实有余不足，刺之大约者必明知病之可刺，与其未可刺，与其已不可刺也。黄帝曰：候之奈何？伯高曰：兵法曰无迎逢逢之气，无击堂堂之陈。刺法曰无刺熇熇之热，无刺漉漉之汗，无刺浑浑之脉，无刺病与脉相逆者。黄帝曰：候其可刺奈何？伯高曰：上工刺其未生者也，其次刺其未盛者也，其次刺其已衰者也。下工刺其方袭者也，与其形之盛者也，与其病之与脉相逆者也。故曰方其盛也，勿敢毁伤，刺其已衰事必大昌。故曰上工治未病，不治已病，此之谓也。

【译文】

黄帝向伯高发问说：经气运行有逆有顺，脉象有盛有衰，针刺治病有大的约法，我能知道得细一些吗？伯高说：经气运行与天地运转、阴阳变化、四季更迭、五行生克相适应，适应者为顺，不适应者为逆。针刺治病必须明确该病是不是可以针刺，还是暂时尚不是针刺时机，抑或已错过了时机当下已不可针刺。黄帝说：针刺的时机如何掌握呢？伯高说：治病如打仗，祛邪如制敌。兵法说无迎逢逢之气，无击堂堂之阵。意思是对方士气正盛你就不要贸然迎敌，对方布阵整齐军威盛壮时不要发起攻击。所以针法说病在壮热之时暂不要针刺。患者汗流不止暂不要行针。脉象不整往往邪正难辨病情复杂，在病情未明之前也不可鲁莽行针。如果脉症不符，更要谨慎，病情危重才有此现象，已非针刺可治。黄帝说：这些情况不可用针，那什么情况才可以用针呢？伯高说：上工刺其未生者也，即疾病症候未显现之前就进行治疗。这需要有丰富的医疗经验，对人体有透彻的了解，所以称其为上工。未能赶上未病先治时机，那要在病气未旺盛的时候针刺。这个时机也已越过，那就要观察等待病势有衰减之势顺势而刺。这也只有上工对日月运行、运气盈虚、阴阳消长、邪正虚实了然于心才能神机妙算地掌握行针时机。知识肤浅的下工难辨虚实，正气虚乏邪气乘虚来袭而贸然泻邪；或貌似形盛而邪盛正虚便一意泻邪；脉症不符本是重笃之症而全然不知，仍在鲁莽施针，只能加速病者死亡。所以医谚说：方其盛也勿敢毁伤，刺其已衰事必大昌。其意为邪方鼎盛其气必虚，挚意泻邪，正气难支，等于毁伤。待邪气衰减乘势而泻一定会取得显著疗效。所以经书有名言上工治未病，不治已病，就是这个意思。所谓不治已病，因病未成而治，病被消弭于未然，已不再可能成其病，便无须再治疗。当然这样高明的上工实不多见。

【注】

经文：无击堂堂之陈，陈、阵古为一字，陈在先，后作阵。意指军士行列、布阵。

第十六篇　《黄帝内经·素问》八正神明论篇

【原文】

黄帝问曰：用针之服必有法则焉，今何法何则？岐伯对曰：法天则地，合以天光。帝曰：愿卒闻之。岐伯曰：凡刺之法必候日月星辰四时八正之气，气定乃刺之。是故天温日明则人血淖液而卫气浮，故血易写，气易行。天寒日阴则人血凝泣而卫气沉。月始生则血气始精，卫气始行。月郭满则血气实，肌肉坚。月郭空则肌肉减，经络虚，卫气去，形独居。是以因天时而调血气也。是以天寒无刺，天温无疑。月生无写，月满无补，月郭空无治。是谓得时而调之。因天之序，盛虚之时，移光定位，正立而待之。故曰月生而写是谓脏虚，月满而补血气扬溢络有留血，命曰重实。月郭空而治是谓乱经。阴阳相错，真邪不别，沉以留止，外虚内乱淫邪乃起。帝曰：星辰八正何候？岐伯曰：星辰者所以制日月之行也，八正者所以候八风之虚邪以时至者也。四时者所以分春秋冬夏之气所在以时调之也。八正之虚邪而避之勿犯也。以身之虚而逢天之虚，两虚相感其气至骨，入则伤五脏，工候救之弗能伤也。故曰天忌不可不知也。

【译文】

黄帝向岐伯发问：用针刺治病的事情肯定有方法有准则，到底是什么方法什么准则呢？岐伯回答说：以天地运行为法则，配合日月星辰光芒的观察。黄帝说：我想立刻聆听这些法则。岐伯说：凡是进行针刺治疗一定要观察日月星辰、四季八方的气息，观察明白了才可以针刺。因为天气温暖，日光晴明则人的血液润泽，卫气运行于体表，所以血流畅通，卫气周行滑利。天气寒凉，日光阴暗，则血液滞涩，卫气沉降。月魄初生，血气刚刚充盈，卫气循行刚刚正常。时至月满则血气充实，肌肉坚挺。时至月亏则肌肉减弱，卫气内沉，体表不固，腠理空虚。所以必须据天时而调气血。所以天寒的时候不要针刺；天温之时不必担心气血凝滞，是针刺的最佳时机；月初生气血刚刚正常，正气还未达盛壮之时，不要采用泻法；月满之时气血正旺，不要采用补法；月廓空虚残月、月晦之时就不要再行针刺了。这就叫作据时而治，因时而调养气血。依据天地运行的时序判断当时气血是盛是虚，观察日月星辰亮度确定针刺是宜、是忌、是补、是泻。施针者必须凝神定志，正立待时才能观察准确不致误刺。违背天时，日月方生而用泻法致成脏虚；月满而用补法造成血气漫溢，脉络瘀血停留，称为重实；月廓空虚而治称为乱经。这些错误做法造成阴阳错位，正邪难分，邪气潜沉停留，卫外气虚，脏腑功能紊乱，疾病因之发生。黄帝发问说：星辰八正预候什么事情？岐伯回答说：星辰制约日月运行，通过观察日月在星辰间的位置而测知日月运行的度数。八正就是八方，四方加四隅，可以观察八方风邪乘虚侵袭人体的情况。四时是分别春夏秋冬的不同气象。依时调节寒温，避免贼风虚邪乘虚伤人。如果身体气血正虚又逢八方虚邪所侵，两虚相加，邪深至骨。再向里则伤及五脏。只有通达天地，顺应四时，深谙针理的医生候气施救才能祛除邪气，不伤正气。所以说天道变化应当避忌的事情不可不深知。

【注】

用针之服，服，解为事，从事、使用。淖液，润泽，濡润。凝泣，泣即濇字，简写为涩。月郭，郭即廓字。

【原文】

帝曰：善，其法星辰者余闻之矣，愿闻法往古者。岐伯曰：法往古者，先知针经也。验于来今者先知日之寒温，月之虚盛，以候气之浮沉，而调之于身，观其立有验也。观其冥冥者，言形气荣卫之不形于外，而工独知之。以日之寒温，月之虚盛，四时气之浮沉，参伍相合而调之。工常先见之。然而不形于外，故曰观于冥冥焉。通于无穷者，可以传于后世也。是故工之所以异也。然而不形见于外，故俱不能见也，视之无形，尝之无味，故谓冥冥，若神仿佛。

虚邪者，八正之虚邪气也；正邪者，身形若用力汗出，腠理开，逢虚风，其中人也微。故莫知其情，莫见其形。上工救其萌芽，必先见三部九候之气，尽调不败而救之，故曰上工。下工救其已成，救其已败。救其已成者，言不知三部九候之相失，因病而败之也。知其所在者，知诊三部九候之病脉处而治之，故曰守其门户焉。莫知其情，而见邪形也。

【译文】

黄帝说：很好，取法于日月星辰的事情我已经知道了，我想听听效法往古的事情。岐伯说效法往古者一定要先学透针经。凡法古者必验之于今。于今有验者，法古有成；未验者应再研习。所谓验于今者应先考察日之阴晴，月之盈虚，以测知气血浮沉，对身体进行调解。观察效果，会立即观察明白的。法古有成者能观其冥冥。所谓冥冥是气血营卫的运行不表现于外，只有高明的医生能知道。当然也是依据日光的寒温，月盈月虚，四时气候变化，相互参考而测知。只有达到能测知普通人看不见的身体状况的人，才能洞达更深邃的气血阴阳的变化，才有可能把针经传于后世。这就是医生之间的差异。普通的医生因气血运行不见于外，所以他也就什么也看不见。眼睛看不见，口尝也辨别不了滋味，所以对这些普通的医生来说确实是暗之又暗的。反过来能洞视普通医生看不见的阴阳气血变化的高明医生真是仿佛如神。

虚邪与正邪的区别在于，虚邪是非正常的贼风邪气，其伤人病为重；正邪本是四时正常温凉寒热之气，本不伤人，由于自身劳力汗出，腠理开张，因而风气入侵而为病，病气为轻。不了解病源之别就分不清邪气的性质。所说莫见其形，是说看不清邪气之形。

高明的医生治病，病在初发的萌芽之时，按三部九候察其脉象，虽病症未现，据其脉动异常已洞见病之发生，及时治之。这绝非普通医生所能做到。而知识欠缺的粗劣医生只能在病已成甚至正气已为病之所伤达于衰败之时才去治疗。之所以这样是三部九候脉象异常却茫然不知，等到病症悉见，正气衰败才知是病。谙熟三部九候的高明医生仅据脉象就已预见病之所在而及时治疗，等于是守住了门户，令邪无门可入。这是不待病情出现就已预见了邪气的形态。

【原文】

帝曰：余闻补写，未得其意。岐伯曰：写必用方，方者以气方盛也，以月方满也，以日方温也，以身方定也，以息方吸而内针，乃复候其方吸而转针，乃复候其方呼而徐引针，故曰写必用方，其气而行焉。补必用员，员者行也。行者，移也。刺必中其荣，复以吸排针也。故员与方，非针也。故养神者，必知形之肥瘦，荣卫血气之盛衰。血气者，人之神，不可不谨养。

帝曰：妙乎哉论也，合人形于阴阳四时，虚实之应，冥冥之期，其非夫子孰能通之。然夫子数言形与神，何谓形？何谓神？愿卒闻之。岐伯曰：请言形，形乎形，目冥冥，问其所病，索之于经，慧然在前，按之不得，不知其情，故曰形。帝曰：何谓神？岐伯曰：请言神，神乎神，耳不闻，目明，心开而志先，慧然独悟，口弗能言，俱视独见，适若昏，昭然独明，若风吹云，故曰神。三部九候为之原，九针之论，不必存也。

【译文】

黄帝说：我听了补泻的论述，但尚未深明其意。岐伯说：泻法必遵循方的原则。所谓方，指泻法必须在身体正气方盛的时候，月廓方满的时候，日光方温的时候，身体气血方定而尚未紊乱的时候才可用泻法。针刺泻法具体操作是在病人吸气刹那进针，等到再次吸气时捻转针柄催气，而在呼气刹那缓缓出针。泻法要达到催动真气运行。针刺行补法应遵循圆的原则。圆是通行、移动之意，应使正气畅通，移至病所。针刺必然达营分，即达于分肉，抵于经脉。具体操作是病者呼气时进针，吸气时出针。所说方圆不是指针而言，而是用针方法。经文所说补泻方法是至今仍在常用的呼吸补泻法。善于调养神气的人，一定要了解人的身体状况，概括称身体肥瘦。了解营卫气血的虚实。人的精力、精神统称之为神，其物质基础是气血。所以一定要认真谨慎地调养气血。

黄帝说：论述太高妙啦。您把人体与阴阳四时虚实变化相对应，这些事情对于普通人说来都是冥冥杳杳难以掌握的，除了夫子慧眼可见，别人谁能办到。夫子多次谈到形与神，那么您所说的形与神怎样理解呢？黄帝发问的形与神并非普通意义上的形体与精神，那样浅显的问题没有发问的必要。所问的形与神是三部九候脉诊只能意会难以言传的精微心智感受体会。岐伯的回答请读者用心揣度。岐伯回答说：请让我先说说形。形乎形目冥冥。这是说这个形是用眼睛看不见的，视之本无形，意会却有象。询问病人所苦，探寻病在何经，这时对病情如有所见。这只是高明医生的心会，表面上是摸不着看不见的。这是正邪内在之形。黄帝问：神是什么呢？岐伯答：现在让我来解释神。神乎神耳不闻。意思是说这个神是无声无息的，耳朵听不见，但高明的医生目光敏锐，心智聪明，普通人视而不见，而高明的医生慧眼独具，已经看清了邪正的内在表现。所看清的东西却难以用语言表达。在他人看来一片昏暗如在黑夜，什么也看不见。而这位高明医生却视之昭然。如风吹云散，洞见九霄。所以称为神。所谓形与神都是通过三部九候诊察的体味。形与神蕴于三部九候之中。而三部九候的知识并没有细写到九针之论里，这个知识需要专门去学习。

第十七篇　《黄帝内经·素问》离合真邪论篇

【原文】

黄帝问曰：余闻九针九篇，夫子乃因而九之，九九八十一篇余尽通其意矣。经言气之盛衰，左右倾移。以上调下，以左调右。有余不足，补写于荥输，余知之矣。此皆荣卫之倾移，虚实之所生，非邪气从外入于经也。余愿闻邪气之在经也，其病人何如？取之奈何？岐伯对曰：夫圣人之起度数，必应于天地。故天有宿度，地有经水，人有经脉。天地温和，则经水安静；天寒地冻，则经水凝泣；天暑地热，则经水沸溢；卒风暴起，则经水波涌而陇起。夫邪之入于脉也，寒则血凝泣，暑则气淖泽，虚邪因而入客，亦如经水之得风也。经之动脉，其至也，亦时陇起，其行于脉中，循循然。其至寸口中手也，时大时小，大则邪至，小则平。其行无常处，在阴与阳，不可为度。从而察之，三部九候。卒然逢之，早遏其路。吸则内针，无令气忤。静以久留，无令邪布。吸则转针，以得气为故。候呼引针，呼尽乃去，大气皆出，故命曰写。帝曰：不足者补之，奈何？岐伯曰：必先扪而循之，切而散之，推而按之，弹而怒之，抓而下之，通而取之，外引其门，以闭其神。呼尽内针，静以久留，以气至为故，如待所贵，不知日暮。其气以至，适而自护，候吸引针，气不得出，各在其处，推阖其门，令神气存，大气留止，故命曰补。

【译文】

黄帝向岐伯发问说：我已经听了九针九篇的论述，您又在此基础上发挥成81篇宏论，我也领会了经旨。经文论述十二经左右对称而相连，经气有盛衰，左右相倾移，出现气血不平的病态。这时可交经缪刺，病在下取之上，病在左取之右，用补泻荥输来调整气血平衡。这种气相逆乱是病自内生，营卫之行偏差，虚实失于常态，并非邪从外来入经络所致。我想听听邪犯经络病人有什么表现，怎么治疗？岐伯回答说：圣人论述人的生理病理，一定会和天地运行规律相联系。日月周天有28宿的度数，地上有十二经水，人有十二经脉。天温地和经水顺畅波澜不惊；天寒地冻经水凝结成冰，即使未成冰也水流涩滞；天暑地热则水流泛溢；遇有突然风起则波涛汹涌，浪高水起。邪气侵入经脉也有类同现象。天寒血流滞涩，暑热气行过急，当此之时虚邪趁势而入，客于经脉，脉动则气血失于常态而涌起，很像经水遇风而波涌之态。邪入经脉，随气血而走，虽则循循然恍如气血之行，但邪非正气，致使脉象时大时小。大的时候就是邪气的表现，小的时候是邪气潜伏。尽管邪行无常，在阴在阳难于掌控，三部九候细心体察还是能够发现的。一旦发现及时用泻法阻断其去路，且勿蹉跎到邪气旺盛时才去治疗。泻的手法是吸气时进针，不让邪气忤逆猖獗。进针后留针，不让邪气布散。待病人再吸气时转针催气，以达到针下有得气感的效果。须出针时要等病人呼气，并呼气快结束时出针，开放针孔，邪气随之出尽。这就是呼吸补泻的泻法。黄帝问：正气不足需补，补法怎么作？岐伯说：在针刺前仔细循经取穴，在此过程以指扪按经络本身就是催气过程。并进一步以指切、推、弹、抓，使经气充盈，视经气已畅通才施针。这个进针前的预备过程等于是催动经气又闭上门户不让真气外泄。待到病人呼气将结束时进针，进针后留针时间要长，以待得气感出现。施针者心要静下来，如等待一位贵客，即使太阳落山了也没注意到，还在等待。得气感出现注意不要扩大针孔，要护住真气不要外泄。等到病人吸气的时候出针，要按闭针孔不使真气外泄，使气血运行各守其道，各在其处。等于把门推严，令神气内存，真气留内，这就是补法。

【注】

卒风暴起，突然暴风骤起。卒，突然。内针，内为纳字，即针刺进针。大气皆出，邪气全部排出，大气指邪气。适而自护，收缩针孔不使真气外泄。适为括字，收紧之意。推阖其门，阖为阁、合，关严门之意。大气留止，此处大气指正气、真气，止为之字，全句为真气留之而不外泄。

【原文】

帝曰：候气奈何？岐伯曰：夫邪去络，入于经也，舍于血脉之中，其寒温未相得，如涌波之起也，时来时去，故不常在。故曰：方其来也，必按而止之，止而取之，无逢其冲而写之。真气者，经气也，经气大虚，故曰其来不可逢，此之谓也。故曰：候邪不审，大气已过，写之则真气脱，脱则不复，邪气复至，而病益蓄，故曰其往不可追，此之谓也。不可挂以发者，待邪之至时而发针写矣。若先若后者，血气已尽，其病不可下。故曰：知其可取如发机，不知其取如扣椎。故曰：知机道者不可挂以发，不知机者扣之不发，此之谓也。帝曰：补写奈何？岐伯曰：此攻邪也。疾出以去盛血，而复其真气。此邪新客溶溶未有定处也。推之则前，引之则止，逆而刺之，温血也。刺出其血，其病立已。帝曰：善。然真邪已合，波陇不起，候之奈何？岐伯曰：审扪循三部九候之盛虚而调之。察其左右，上下相失，及相减者，审其病藏以期之。不知三部者，阴阳不别，天地不分。地以候地，天以候天，人以候人，调之中府，以定三部。故曰刺不知三部九候病脉之处，虽有大过且至，工不能禁也。诛罚无过，命曰大惑。反乱大经，真不可复，用实为虚，以邪为真，用针无义，反为气贼，夺人正气，以从为逆，荣卫散乱，真气已失，邪独内着，绝人长命，予人天殃。不知三部九候，故不能久长。因不知合之四时五行，因加相胜，释邪攻正，绝人长命。邪之新客，来也未有定处，推之则前，引之则止，逢而写之，其病立已。

【译文】

黄帝问：怎样等待抓住邪气到来最佳时机，从而适时而治呢？岐伯说：外邪侵犯都有由表及里的过程，由皮毛而入络，由络入经，再合于血脉。邪侵较深会因血脉寒温而因寒化寒，因温化温。初入血脉寒温未得之时则扰动经脉，卒风吹水涌波而起。尽管时来时去而不常在，前段经文明言其至寸口中手也时大时小，大则邪至小则平，是可以通过诊察三部九候脉象而发现邪气到来的。一经发现按而施针，采用泻法。当然也要分辨是否是邪气过盛的脉象，如确属邪气过盛就无逢其冲，无迎逢逢之气，无击堂堂之阵。经脉中循行之气是人身的真气，如邪伤已深真气太虚，就不会出现风吹水涌的反应，到那时候气就有难度了，可能会其来不可逢。所以说诊病治病均宜早，不要疏忽等待，病轻时也不要掉以轻心。否则候邪不审，正气耗伤再去泻邪，真气脱失难复，邪气重至，病情更重，可谓大势已去其往不可追了。《灵枢》九针十二原曾用开弓放箭比喻微针施针之不差毫发，在此经文又用了开弓放箭来比喻审候邪气，邪至必须及时施针，莫前莫后，不差毫发才能准确泻邪而不伤正。

黄帝再问关于补泻的问题，岐伯回答说：我们现在所谈系外邪入经之事，所以或补或泻均以攻邪为目的。泻法出针要迅速果断，开放针孔，排除瘀血，真气才得以恢复。这种情况是用于外邪刚刚侵入，尚未致真气虚衰而与经气纠合，在经中行无定处，可通过治疗推它则前、引它则后，即邪未胶着，针刺反应敏感。趁邪气尚未鼎盛可逆而刺之，即迎着邪气果断用泻法，手法如前述。需说明的是一般泻法为速刺，快进快出，不留针。而此类外邪多为风邪，虽是泻法须进针后留针温血，针下有得气感才出针泄邪。黄帝说：很好。可是邪犯较深，真邪已合，不像新客之邪较易发现，较易控制，不能风吹波起，而是波陇不起，该怎么办呢？岐伯说：到那时候就得仔细诊按三部九候之脉，细心体察各部盛虚而调。审察上下左右脉象变化分析病在何脏，而在该处审候病邪变化。如果不掌握三部九候诊脉知识，难免天地不别，阴阳不分，即使有大的病变将发生而茫然不知，当然就无法禁止。盲目而治必然诛罚无过，徒伤正气，这种人叫作大惑，现代语为庸医、糊涂虫。以实为虚，以邪为真，不仅治不好病，反而损伤经气，助长邪气，营卫逆乱，病邪胶着，给病人造成灾殃。这种没有三部九候知识的人为医怎么会长久呢！此外四时更替、五行生克、五运六气、客主加临的知识也必须掌握，缺乏这些知识也会庸医杀人。

【注】

不可挂以髮者，髮为误字，应为发字，发为发机放箭。

第十八篇 《黄帝内经·素问》刺热论篇

【原文】

肝热病者，小便先黄，腹痛多卧，身热。热争则狂言及惊，胁满痛，手足躁，不得安卧。庚辛甚，甲乙大汗。气逆则庚辛死。刺足厥阴少阳。其逆则头痛员员，脉引冲头也。

心热病者，先不乐，数日乃热，热争则卒心痛，烦闷善呕，头痛面赤，无汗。壬癸甚，丙丁大汗。气逆则壬癸死。刺手少阴太阳。

脾热病者，先头重，颊痛，烦心，颜青，欲呕，身热。热争则腰痛，不可用俛仰，腹满泄，两颔痛。甲乙甚，戊己大汗。气逆则甲乙死。刺足太阴阳明。

肺热病者，先淅然厥，起毫毛，恶风寒，舌上黄，身热。热争则喘咳，痛走胸膺背，不得太息，头痛不堪，汗出而寒。丙丁甚，庚辛大汗。气逆则丙丁死。刺手太阴阳明，出血如大豆，立已。

肾热病者，先腰痛胻酸，苦渴数饮，身热。热争则项痛而强，胻寒且酸，足下热，不欲言。其逆则项痛员员，淡淡然。戊己甚，壬癸大汗。气逆则戊己死。刺足少阴太阳。诸汗者，至其所胜日汗出也。

肝热病者，左颊先赤，心热病者，颜先赤，脾热病者鼻先赤，肺热病者右颊先赤，肾热病者颐先赤。病虽未发，见赤色者刺之，名曰治未病。

热病从部所起者，至期而已，其刺之反者，三周而已。重逆则死。

诸当汗者，至其所胜日，汗大出也。

诸治热病以饮之寒水乃刺之，必寒衣之，居止寒处，身寒而止也。

【译文】

本篇篇名刺热，即论述针刺治疗发热性疾病。该热从何而来？弄清病源才能理解诸热所表现的症状，才能明白针刺之理。王冰注曰：寒薄生热，身故热焉。张志聪谓：诸热谓表之三阳与里之五脏内外之热交争也。病症中有五脏内热的表现，又有肺热病者先淅然厥，起毫毛，恶风寒的风寒袭表症状，结合先贤之论此篇所述热病应为五志过极化生内热，复感风寒之邪，内外交争表里同病。

肝热病者小便先黄，热煎津液也。腹痛、胁满痛皆肝经所过之处的反应。身热者五脏热病皆然，内郁外邪所化。肝藏魂，热盛扰神，重则狂言及惊。肝主筋，热盛筋腱瘛疭则手足躁。热随经脉上冲于头则头痛眩晕，肝阳上亢之象。庚辛日属金，金克木也，故病势转甚。遇肝木本气当令甲乙日则肝气转旺，祛邪外出，大汗出热随汗解。如热伤太过，气机逆乱，遇庚辛日金克木断则死。针刺治疗选用足厥阴肝经及与之表里的足少阳胆经。

　　心热病者，心之志为喜，心病则不乐。心病气郁，郁久化热则数日乃热。邪热交争，攻冲于心则烦闷心痛。上攻于头则头痛面赤。汗为心液，热煎津枯则无汗。心在五行属火，脾胃在五行属土，火生土，母病及子则善呕。壬癸日属水，水克火则病情转重。丙丁属火，本脏当令，心气转旺，汗出热退而愈。若心气过伤，气机败乱壬癸日水盛火熄则死。治疗可针刺手少阴心经及与之表里的手太阳小肠经。

　　脾热病者，脾主肌肉，脾病则肌肉无力，乏力头重。脾失运化则腹满泄泻。脾脉连心，脾病移热于心则心烦。脾与胃相表里，脾病及胃，胃经所过之处出现病症则颊痛、颔痛。脾病热气泛滥，土泛侮水，肾为所伤则腰痛不可俯仰。脾病肝侮则颜青欲呕。甲乙属木，甲乙日木来克土，病势因而转重。戊己化土，为本脏当令之日，脾气转旺，汗出热退而愈。如脾伤太过邪气横逆，再遇甲乙木日，木伐土崩则死。治当刺足太阴脾经、足阳明胃经，扶正祛邪。

　　肺热病者，肺主皮毛，风寒外侵则淅然厥，起毫毛，恶风寒。风寒束表邪在卫分头痛是必有症状，汗出表不解则汗出而仍恶寒。风寒束表，邪不得泄则身热头痛。邪热交蒸伤及肺络则喘咳。舌上黄者热移大肠也。肺为华盖，居胸中，前为胸膺后则为背，肺脏为病胸膺背痛不得太息。丙丁为火，肺在五行属金，丙丁日火烁金，故病势转甚。庚辛为金，本脏当令，肺气转旺，汗出热退而愈。如肺气虚甚，邪热横逆，火灼金销，死于丙丁之日。治疗可针刺手太阴肺经及手阳明大肠经，也可刺络泄血，热随血泄而愈。

　　肾热病者，内外交蒸而身热。腰为肾之府，肾病则腰痛。胫酸，足下热为肾经走行部位的病症反应。胫寒且酸为内热炽盛外现假寒之症。苦渴数饮为内热伤津，饮水自救之象。肾与膀胱相表里，肾病移热于膀胱则项背疼痛而眩晕。肾为作强之官，肾病体虚，难于作强则疲惫，精神淡漠不欲言。肾属水，戊己日属土，土克水则病情转重。壬癸属水，壬癸日本脏当令，肾气转旺，汗出热退而愈。如肾气衰竭，气机逆乱戊己日土湮水竭则死。针刺治疗取足少阴肾经及足太阳膀胱经。

　　五脏热病汗出热退均在本脏五行当令之日。

　　肝属木，旺于东方，故肝热病者左颊先赤；心属火，旺在南方，故心热病者颜先赤；脾属土，旺于中央，故脾热病者鼻先赤；肺属金，旺于西方，故肺热病者右颊先赤；肾属水，旺于北方，故肾热病者颐先赤。病症未显之前赤色先见，据其所发部位判断热发何脏，及时施针，这是治未病的办法。

　　如果热病症状尚未显现而如上述所言赤色在面部应先起的部位先起，此为顺，在应刺之经而刺，则到本脏当令的旺日汗出热退而病愈。如未在应刺之经而刺，判病失误，针刺相反则伤正而助邪，使愈期迁延，须到第三个本脏当令旺日才能病愈。如此时又行误刺，则为重逆。经文有言：一逆尚引日，再逆促命期，重逆者向愈无望，必死无疑，庸医真可杀人。热病应由汗解者，针刺时机应与本脏旺日结合起来。时至本脏旺日，又针刺得法，一定在该日汗出热退，脉静身凉而愈。

治疗各发热病，在针刺前让患者先喝冰冷的水再行针刺，衣服要单薄，病人要有凉感，居处也要凉爽，使身体感凉。在这样条件下合理针刺方易见效，身凉而愈。在那么早的时代我们祖先已明确提出物理降温疗法，令人赞叹难已。

【注】

头痛员员，员员，眩晕状。澹澹然，疲惫而精神淡漠。出血如大豆，出血如珠状。

【原文】

热病先胸胁痛，手足躁，刺足少阳，补足太阴，病甚者为五十九刺。热病始手臂痛者，刺手阳明太阴，而汗出止。热病始于头首者，刺项太阳而汗出止。热病始于足胫者刺足阳明而汗出止。热病先身重骨痛耳聋好暝，刺足少阴，病甚为五十九刺。热病先眩冒而热，胸胁满，刺足少阴、少阳。

太阳之脉色荣颧骨，热病也。荣未交，曰今且得汗，待时而已。与厥阴脉争见者，死期不过三日。其热病内连肾，少阳之脉色也。少阳之脉色荣颊前，热病也。荣未交，曰今且得汗，待时而已。与少阴脉争见者，死期不过三日。

热病气穴三椎下间，主胸中热；四椎下间，主鬲中热；五椎下间，主肝热；六椎下间，主脾热；七椎下间，主肾热，荣在骶也。项上三椎陷者中也。

颊下逆颧为大瘕，下牙车为腹满，颧后为胁痛，颊上者鬲上也。

【译文】

发热病之初就显现胸胁痛，手足躁动，要泻足少阳补足太阴。这一条经文所述病症与肝热病有不同。肝热病也有胸胁痛手足躁，但病从小便先黄腹痛多卧起，病重时出现狂言及惊，是热郁肝脏之病。而本段经文所述为热郁胆腑，木盛而克伐脾土致脾气虚衰。故针刺泻足少阳胆经，同时补足太阴脾经，抑木扶土致气机平调。如邪热盛，症状重可在59个具有特殊退热作用穴位中选穴清热。

发热病先从手臂疼痛开始，可在手阳明大肠经及手太阴肺经选穴治疗，汗出病退。原因是手太阴肺经从胸走手，手阳明大肠经从手走头，肺与大肠相表里，两经一来一往皆循行臂上，两经同时选穴治疗阴阳两补，邪随汗出而止。

热病从头部开始，是热在足太阳膀胱经，可在该经的项背部选穴针刺，热随汗出而解。《素问》白话解注明天柱、大杼两穴。上段经文刺手阳明太阴也列出商阳、列缺两穴，笔者意见不必穴位过于拘泥，选穴不失其经均会有效。

如果发热从下肢足胫开始，可在足阳明胃经选穴针刺，热随汗解，足三里作用斐然，而上廉、下廉、条口、丰隆亦皆有效。

如果发热性疾病先从身重骨痛，耳聋好暝开始，肾主骨生髓，开窍于耳，为作强之官，上述症状显系肾经之病，故从足少阴经选穴治之，如热尚未退可从 59 个专主退热的穴位中选穴治之。

发热病先眩冒而热，胸胁满开始，足少阳胆经过胸胁，肝胆相表里，眩晕之症属肝胆。而昏冒难支为作强失权，系肾虚之症。治当刺足少阴肾经，足少阳胆经。要细辨虚实，应泻则泻，应补则补。

太阳脉色荣于颧骨，属于发热性疾病，按《素问》热论篇：伤寒一日巨阳受之，邪在卫分，尚未入里与营血相交，应由汗而解，须待时治疗，卫气转旺，汗出则病已。如未待汗出而厥阴之脉却争而相见，厥阴本伤寒传经之末，却邪仍在卫则争见，说明不仅三阳俱病，阴经之脾肾亦衰，病期不会过于 3 日则殒命。

少阳之脉荣于颊前，亦属发热之病，邪仍在阳经，尚未传里，仍未与营气相交，仍可由汗而解，待汗出之时邪退病愈。如未愈，按传经规律应传之于脾，脾脉未见，少阴脉却争见，说明脾气已竭，已是阳尽阴竭，死期也不会超过 3 日。

经文"其热病内连肾，少阳之脉色也"与上下文难以衔接，应为错简所致，暂不作解。

热病气穴以下一节经文，是在胸椎下专为泄热而取穴，实在督脉上行针，除第四椎下督脉无穴名，三椎之下为身柱，五椎之下为神道，六椎之下为灵台，七椎之下为至阳，骶骨上为八髎。督脉穴位名称，功能各有具体含义，而在此只泄热而已。三椎之下专泄胸中热，四椎之下专泄膈中热，五椎之下专泄肝脏之热，六椎之下专泄脾脏之热，七椎之下专泄肾脏之热。泻营血之热在骶骨上选穴针刺。后颈部向上三椎应是第五颈椎下，亦有泄热作用。

下段经文为面部诊病定位知识。有异于正常面色的病气之色出现于颊部，上逆颧骨之下，为大瘕泄；病气见于下颊车为腹满之症；病气见于颧骨后为胁痛；病气见于颊之上为病在膈上。

【注】

《灵枢》热病篇五十九刺，系 59 个治热病的重要穴位，《灵枢》白话解诠释穴位如下。

两手内外各三

外：少泽、关冲、商阳。左右共 6 穴。

内：少商、中冲、少冲。左右共 6 穴。

五指间四

后溪、中渚、三间、少府。左右共 8 穴。

五趾间四

束骨、临泣、陷谷、太白。左右共 8 穴。

头距中寸半

五处、承光、通天。左右共 6 穴。

头距中 3 寸

临泣、目窗、正营、承灵、脑空。左右共 10 穴。

耳前后

听会、完骨。左右共 4 穴。

口下

承浆。1 穴。

项中

哑门。1 穴。

巅

百会、囟会、神庭、风府。4 穴。

颔下

廉泉。1 穴

颈

风池。左右共 2 穴。

天柱。左右共 2 穴。

【注】

气穴，即穴位。大瘕泄，痢疾，或如痢疾状泄泻。

第十九篇 《黄帝内经·素问》调经论篇

【原文】

黄帝问曰：余闻刺法言有余写之，不足补之，何谓有余，何谓不足？岐伯对曰：有余有五，不足亦有五，帝欲何问？帝曰：愿尽闻之。岐伯曰：神有余有不足，气有余有不足，血有余有不足，形有余有不足，志有余有不足，凡此十者其气不等也。帝曰：人有精气津液，四支九窍，五脏十六部，三百六十五节，乃生百病，百病之生，皆有虚实。今夫子乃言有余有五，不足亦有五，何以生之乎？岐伯曰：皆生于五脏也。夫心藏神，肺藏气，肝藏血，脾藏肉，肾藏志，而此成形，志意通，内连骨髓而成身形五脏。五脏之道，皆出于经隧，以行血气。血气不和，百病乃变化而生，是故守经隧焉。

帝曰：神有余不足何如？岐伯曰：神有余则笑不休，神不足则悲。血气未并，五脏安定，邪客于形，洒淅起于毫毛，未入于经络也。故命曰神之微。帝曰：补写奈何？岐伯曰：神有余则写其小络之血，出血勿之深斥，无中其大经，神气乃平。神不足者，视其虚络，按而致之，刺而利之，无出其血，无泄其气，以通其经，神气乃平。帝曰：刺微奈何？岐伯曰：按摩勿释，着针勿斥，移气于不足，神气乃得复。

帝曰：善。气有余不足奈何？岐伯曰：气有余则喘咳上气，不足则息利少气。血气未并，五脏安定，皮肤微病，命曰白气微泄。帝曰：补写奈何？岐伯曰：气有余则写其经隧，无伤其经，无出其血，无泄其气。不足则补其经隧，无出其气。帝曰：刺微奈何？岐伯曰：按摩勿释，出针视之曰，我将深之，适人必革，精气自伏，邪气散乱，无所休息，气泄腠理，真气乃相得。

帝曰：善。血有余不足奈何？岐伯曰：血有余则怒，不足则恐，血气未并，五脏安定，孙络水溢，则经有留血。帝曰：补写奈何？岐伯曰：血有余则写其盛经，出其血；不足则视其虚经，内针其脉中，久留而视，脉大疾出其针，无令血泄。帝曰：刺留血奈何？岐伯曰：视其血络，刺出其血，无令恶血得入于经，以成其疾。

帝曰：善。形有余不足奈何？岐伯曰：形有余则腹胀，泾溲不利。不足则四支不用，血气未并，五脏安定，肌肉蠕动，命曰微风。帝曰：补写奈何？岐伯曰：形有余则写其阳经，不足则补其阳络。帝曰：刺微奈何？岐伯曰：取分肉间，无中其经，无伤其络，卫气得复，邪气乃索。

帝曰：善。志有余不足奈何？岐伯曰：志有余则腹胀飧泄，不足则厥。血气未并，五脏安定，骨节有动。帝曰：补写奈何？岐伯曰：志有余则写然筋血者，不足则补其复溜。帝曰：刺未并奈何？岐伯曰：即取之无中其经，邪所乃能立虚。

【译文】

黄帝发问说：我听针法说有余要泻，不足要补，什么情况为有余，什么情况为不足？岐伯回答说：有余有 5 种情况，不足也有 5 种情况。黄帝您想问什么呢？黄帝说：我都想听。岐伯说：神、气、血、形、志各有有余不足，但这 10 种有余不足气脉的盛虚大小是不一致的，有差别的。黄帝说：人有精气、津液、四肢、九窍、五脏、16 个部位、365 个神气出入交会处，身体复杂，所发生的疾病也各有各样，应皆有虚有实，现在天师您却说有余不足各仅有五，那么这 5 种有余不足发生在哪里？岐伯说：均发生于五脏。心藏神，肺藏气，肝藏血，脾藏肉，肾藏志。人身体形成，志意开通，内连接骨髓、五脏，外显身形。五脏与周身气血通达的道路是经隧。在经隧中运行的气血不和，各类疾病就发生了，所以一定要守护好经隧。

　　黄帝问：神有余不足是什么状况？岐伯说：心藏神，属火，其志为喜。神有余则喜笑不休。心属火，肺属金，肺其志为悲，火本克金，神气不足金来反侮，故神不足则悲。如邪犯之初尚未与经隧中血气相合，五脏尚安定，邪仅在身形之表，身觉寒冷，腠理收缩，毫毛竖起，邪气未得入于经络，这种情况称神伤之微。黄帝问：补泻怎么做？岐伯说：神有余在小络脉上刺络出血，不要深刺，不要深到分肉之间以免刺伤大经，这样神气就会归于正常。神气不足要找到空虚的小络脉先用手推按，待脉中气增用补法针刺，通利经气，出针时要按闭针孔，不要出血，不要泄气，仅使经气畅通，神气归于正常。黄帝问：神伤之微怎样针刺？岐伯说：以较长时间的按摩为主，进针时不要扩大针孔，导引气血达于不足之处，神气就得以恢复了。

　　黄帝说：好。气有余不足是什么情况？岐伯说：气有余咳嗽、气喘，胸高憋气。气不足则少气，呼吸气微。如果邪气尚未与气血合并，五脏尚属安定，病症仅表现在皮肤上，称为肺气微伤。黄帝问：怎样补泻呢？岐伯说：气有余要在肺经上用泻法，但手法要轻，不要刺伤了经脉，不要出血，不要让经气外泄。这正如本篇经文开篇所说五脏有余不足之间其气不等也。气不足时要补肺经，补时操作要很认真，不要使经气外泄。黄帝问：轻微泄邪法怎样操作？岐伯说：针刺时要配合较长时间按摩，将施针时要做一个心理疗法，对患者说，我要深刺啦，患者听到这话必然紧张，肌肉收缩，精气内伏，邪气无法下潜，从而由腠理而外泄。

　　黄帝说：太好啦，我再听听血有余不足的情况。岐伯说：肝藏血，其志为怒，血有余实为肝有余，肝气盛则怒。肾主水其志为恐，肝肾同源，肝虚及肾则恐。邪犯之初尚未与气血相合则五脏尚属安定。如细小脉络水气郁滞，经中之血不能敷布畅通，则经中有留血。黄帝问：怎样进行补泻？岐伯说：血有余则找到瘀血的脉络刺络出血以泄其邪。不足的则在其经脉施以补法，较长时间留针待到经脉充盈后出针，按闭针孔，不使血出。黄帝问：刺留血怎么做？岐伯说：找到瘀血脉络针刺令出血，不让恶血流入经脉造成疾病。

黄帝说：好。形有余不足是什么情况？岐伯说：形之脏为脾，脾主运化，邪盛于脾，气化失权则脘腹胀满。脾属土，膀胱为水脏，土克水，膀胱气化失常则排尿不畅。脾主四肢，脾气不足则四肢不用。如果邪气尚未与气血相合，五脏尚属安定，因脾主肌肉，仅有肌肉蠕动情况称为微风。黄帝问：补泻怎么做？岐伯回答说：脾胃相表里，脾为脏属阴，胃为腑属阳，胃主受纳水谷，脾为胃行其津液，脾病可用胃经治疗。有余者泻胃经，不足者补胃络。黄帝问：刺微怎么做？岐伯说：可针刺分肉之间，但不要刺中经脉，也不要刺伤络脉，使卫气恢复则邪气萧索而退。

黄帝说：解释得太好啦，志有余不足怎么样呢？岐伯回答说：志有余则腹胀飧泄。飧泄为泻下完谷，腹胀飧泄皆为脾失运化之症。脾之运化赖肾中元阳温煦，犹如釜中谷物之熟赖釜下火之燃烧。所谓志有余实为邪有余，伤及命门真火而致脾失健运。志不足系元阳已虚故四末不温而厥冷。如邪尚未与气血相合，五脏尚属安定。肾主骨生髓，骨节有动即为邪气犯肾之象。黄帝问：如何进行补泻？岐伯回答说：志有余则泻然谷，志不足则补复溜，筋血者三字为衍文，此为先贤王冰所注，应无误。黄帝又问：刺未并如何做？岐伯说：针刺时不要刺肾脏之经，而是刺邪所在之处，即骨节有动之处，邪就能立刻转虚，这显然是后世所称阿是穴的取法。

【注】

白气微泄，白气即肺气，肺属金，主西方，在五色为白。

【原文】

帝曰：善。余已闻虚实之形，不知其何以生？岐伯曰：气血以并，阴阳相倾，气乱于卫，血逆于经，血气离居，一实一虚。血并于阴，气并于阳，故为惊狂。血并于阳，气并于阴，乃为炅中。血并于上，气并于下，心烦惋善怒。血并于下，气并于上，乱而喜忘。

帝曰：血并于阴，气并于阳，如是血气离居，何者为实？何者为虚？岐伯曰：血气者喜温而恶寒，寒则泣不能流，温则消而去之，是故气之所并为血虚，血之所并为气虚。帝曰：人之所有者血与气耳，今夫子乃言血并为虚，气并为虚，是无实乎？岐伯曰：有者为实，无者为虚，故气并则无血，血并则无气。今血与气相失，故为虚焉。络之与孙脉俱输于经，血与气并则为实焉。血之与气并走于上，则为大厥，厥则暴死，气复反则生，不反则死。帝曰：实者何道从来？虚者何道从去？虚实之要，愿闻其故。岐伯曰：夫阴与阳皆有俞会。阳注于阴，阴满之外，阴阳匀平，以充其形，九候若一，命曰平人。

【译文】

黄帝说：太好啦，虚实的症状表现我知道了，但虚实是怎样形成的我还不明白。岐伯说：邪气与气血相并造成阴阳不调，卫气乱于脉外，营血乱于经隧。营行脉中卫行脉外是各有其循行规律的。规律被打乱血气就脱离了本来的走行路径，平衡被打破就出现偏盛偏衰状态。血并于阴则阴盛，阴盛则惊；气并于阳则阳盛，阳盛则狂。血并于阳则血实于外，而生外热；气并于阴则气实于内，而生内热。内热盛则称炅中。血并于上瘀血扰神则心烦，气并于下则气郁善怒。血并于下，下焦蓄血则善忘，气并于上，乱气扰神则心绪烦乱。末句之注为清代著作家张隐庵之意。

黄帝说：血并于阴气并于阳这样造成血气离开原本的位置，什么是实，什么是虚？岐伯说：血与气都喜温暖怕寒凉，寒则涩，气血流通受阻；遇温则运行流利，过流利也会造成气血丧失。气之所并则气盛，气盛则血虚；血之所并为血盛，血盛则气虚。有盛必有虚，这就是经文所说血气离居，一实一虚，实为自然之大法，天地之正道。

黄帝说：人的基本物质就是血与气，可是先生您说血并为虚，气并还是虚，难道没有实吗？岐伯说：是实是虚就看是有是无，有则为实，无则为虚。前文所谈气并而盛则血虚，血并而盛则气虚是气血失于调和，属于因实而虚的情况，也有因实而实的情况。络脉、孙脉输气血于经，血与气相并则为实，实之甚者，气之与血并走于上则称为大厥，是气逆而致暴死之症。如届时气能下走，尚可生还，如气不能下走，上冲之实逆得不到缓解生还无望。

黄帝又问：实因何而实，虚因何而虚，致实致虚的关键因素是什么？岐伯回答说：阴经与阳经都有输穴和会穴，阳气注于阴，阴满溢则向外敷布以充养形体，阴阳互根而平调，三部九候之脉无偏盛偏虚，均匀一致，这种情况就是健康的平人。此段经文并没有回答黄帝所问，平人句后应有脱文。

【注】

炅中，内热之症。大厥，血瘀于头而暴死之病，应为今天的脑出血，即出血性脑中风之病。

【原文】

夫邪之生也或生于阴或生于阳，其生于阳者得之风雨寒暑，其生于阴者得之饮食居处，阴阳喜怒。

帝曰：风雨之伤人奈何？岐伯曰：风雨之伤人也，先客于皮肤，传入于孙脉，孙脉满则传入于络脉，络脉满则输于大经脉。血气与邪并客于分腠之间，其脉坚大故曰实。实者外坚充满不可按之，按之则痛。帝曰：寒湿之伤人奈何？岐伯曰：寒湿之中人也，皮肤不收，肌肉坚紧，荣血泣，卫气去，故曰虚。虚者聂辟气不足，按之则气足以温之，故快然而不痛。

帝曰：善，阴之生实奈何？岐伯曰：喜怒不节则阴气上逆，上逆则下虚，下虚则阳气走之，故曰实矣。帝曰：阴之生虚奈何？岐伯曰：喜则气下，悲则气消，消则脉虚空。因寒饮食，寒气熏满，则血泣气去，故曰虚矣。

帝曰：经言阳虚则外寒，阴虚则内热，阳盛则外热，阴盛则内寒，余已闻之矣，不知其所由然也。岐伯曰：阳受气于上焦，以温皮肤分肉之间，令寒气在外，则上焦不通，上焦不通则寒气独留于外，故寒栗。帝曰：阴虚生内热奈何？岐伯曰：有所劳倦，形气衰少谷气不盛，上焦不行，下脘不通，胃气热，热气熏胸中，故内热。帝曰：阳盛生外热奈何？岐伯曰：上焦不通利，则皮肤致密，腠理闭塞，玄府不通，卫气不得泄越，故外热。帝曰：阴盛生内寒奈何？岐伯曰：厥气上逆，寒气积于胸中而不写，不写则温气去寒独留，则血凝泣，凝则脉不通，其脉盛大以涩，故中寒。

【译文】

世间万物一阴一阳而已。阴阳是个相对的概念。人身体表与脏腑，体表在外为阳，脏腑在内为阴。邪气亦分阴阳，风雨寒暑来自体外，为阳；喜怒不节，饮食所伤源于体内，为阴。所以经文说邪之所生或生于阴或生于阳，生于阳者得之风雨寒暑，生于阴者得之饮食居处，阴阳喜怒。

黄帝问：风雨之邪侵袭人体是什么情况？岐伯回答说：风雨伤人先侵犯皮肤，传到经络分布体表的是最细小的脉络，再从这里传到络脉，充满络脉之后，邪气深入侵犯到大的经脉。当邪气与气血相合，交争于分肉腠理之间，在脉象上就有反应，表现出脉象坚实。当脉呈坚而浮大时，就表明是外来实邪束表，此时正气未虚，正是邪正交争之时。按诊分辨虚实，喜按者为虚，拒按者为实。此时按之则痛，显系实证。

黄帝又问：寒湿伤人怎么样呢？岐伯回答说：寒湿侵犯人体皮肤松弛，但肌肉坚紧，造成营血在经脉中流动滞涩，卫气护表的功能消失，这是表虚病症。既是虚病，就有虚证的表现，皮肤松弛多皱，喜温喜按，按之快然而舒。

黄帝说：好！那么阴生实证情况如何？岐伯说：喜怒失于节制，阴气上逆，上逆则上实，上实必下虚，下虚则阳气消散，这是阴实的病症。黄帝又问：阴生虚证是什么情况？岐伯说：过喜则耗气而气下，过悲而伤气则气消，如此酿成虚证。

黄帝再问：古经说阳虚则外寒，阴虚则内热，阳盛则外热，阴盛则内寒。经文我是看了，但形成的原理我不明白。岐伯说：卫气是人体防御外邪侵袭的阳气，出于上焦，循行经脉之外，温暖皮肤分肉。假令寒气外袭，表卫不固，上焦不通，寒气独留于外，人则形寒而战栗。这就是阳虚生外寒。

黄帝问：阴虚生内热是怎么回事？岐伯说：过度疲乏劳累，造成形劳体衰，饮食营养不足，上焦化生卫气功能受阻，脾胃运化功能阻滞，郁而化热，热气熏于胸中，这就是阴虚生内热的病理机制。

黄帝说：阳盛生外热是怎么发生的？岐伯说：上焦气化不通利，皮肤致密，腠理开合不畅而闭塞，卫气不得畅行而郁滞，郁而生热，这就是阳盛生外热原理。

黄帝进一步问阴盛生内寒的情况。岐伯说：如果人体阳气素虚寒气内积，上逆冲胸，胸阳不振，温气消索，寒气留滞，血行凝涩。渐致经脉不通，其脉坚硬而涩，这就是中寒的病理。

【注】

聂辟，正气虚，皮肤松弛多皱之象。经文"令寒气在外，则上焦不通"，令应为今字。玄府，即汗孔。脉盛大以涩，在此应理解为脉象坚硬不柔和并有涩象。脉坚硬为寒凝之脉，寒而血流不畅则呈涩脉。

【原文】

帝曰：阴与阳并，血气以并，病形以成，刺之奈何？岐伯曰：刺此者取之经隧。取血于营，取气于卫。用形哉，因四时多少高下。帝曰：血气以并，病形以成，阴阳相倾，补写奈何？岐伯曰：写实者，气盛乃内针，针与气俱内，以开其门，如利其户，针与气俱出，精气不伤，邪气乃下，外门不闭，以出其疾，摇大其道，如利其路，是谓大写。必切而出，大气乃屈。帝曰：补虚奈何？岐伯曰：持针勿置，以定其意，候呼内针，气出针入。针空四塞，精无从去，方实而疾出针，气入针出。热不得还，闭塞其门，邪气布散，精气乃得存。动气候时，近气不失，远气乃来，是谓追之。

帝曰：夫子言虚实者有十，生于五脏，五脏五脉耳。夫十二经脉皆生其病，今夫子独言五脏。夫十二经脉者，皆络三百六十五节，节有病必被经脉，经脉之病，皆有虚实，何以合之？岐伯曰：五脏者故得六腑与为表里，经络支节，各生虚实，其病所居，随而调之。病在脉，调之血；病在血，调之络；病在气，调之卫；病在肉，调之分肉；病在筋，调之筋；病在骨，调之骨。燔针劫刺其下及与急者。病在骨焠针药熨。病不知所痛，两跷为上。身形有痛，九候莫病，则缪刺之。痛在于左而右脉病者巨刺之。必谨察其九候，针道备矣。

【译文】

黄帝说：阴与阳失于常态，气与血关系逆乱，疾病已形成，怎样进行针刺治疗？岐伯回答说：要在经络上进行针刺。经络内有营气，外有卫气，营行脉中，卫行脉外。血病取营，气病取卫，取营要刺中经络，取卫针达分肉而已。当然施针时要依据病人形体高矮胖瘦，年老年少状况以及四时寒温决定用针多少，针刺浅深。黄帝说：血气逆乱，疾病已成，阴阳失于常态怎样实行补与泻呢？岐伯说：泻实要在邪气盛而正未虚时针刺，吸气时进针，针与气同入，摇大针孔，如同开门开窗，呼气时出针，针与病人呼气同时出，精气不受损伤，邪气却得以排出，外门不闭以利邪气泄出，摇大针孔等于扫清排出邪气的道路，这种针法称为大泻。而且出针时以指甲循经切压渐至出针孔，以利邪气泄净。黄帝问：补虚怎样做？岐伯说：持针不急于进针，等待病者精神稳定下来，在病人呼气时进针，气出针入。注意不要针孔开大，而是要针孔四塞，使精气没有孔隙溢出。等到针下有得气感时迅速出针，须在病人吸气刹那出针，气入针出。使邪热不得复还而按闭针孔，闭塞其门，邪气消散而精气得以保存。在施针当时要转动针柄以催气，近气不走失，远气催之而来，使针下得气，这种针法叫作追赶真气以补的做法。上述补泻手法后世称为呼吸补泻法，经文多次细述显见其重要，从古沿用至今仍是针刺补泻的基本手法。

黄帝说：老师您说虚实有10种，都是发生于五脏以及从五脏发出的五脉。可是十二正经都能生病，而老师您却只说五脏。十二经脉与周身365节相连络，节有病必传及于经脉，而经脉之病都有虚有实，十二经脉虚实与五脏虚实怎么结合？岐伯说：虽只说五脏，但五脏与六腑相表里，十二经脉出于五脏六腑，说五脏五经，实即说脏腑十二经。疾病也不尽出现在脏腑经络上，应据病发生的部位随处而调。病发生于经脉就调其营，病有血瘀可调络脉，泄络出血可通瘀泄热。病在气可调卫，刺于分肉之间。有的病只发生在肉不关气血，就只在局部的分肉针刺。病在筋就调筋，病在骨就调骨。经文这段叙述实为现今阿是穴取穴法。普通针法力弱时可用燔针劫刺，而燔针劫刺往往用于病症急剧者。病在骨还可用焠针、药熨。如病现麻木，不知所病，针刺阴蹻、阳蹻效果更好。如身有疼痛，九候脉象并无变化，可交经缪刺。如某侧经脉有病却牵连对侧疼痛，可用巨针深刺。针刺治病前要仔细三部九候诊脉，查清阴阳虚实，病之所在，对症施针，知此者针道备知也！

【注】

阴与阳并，血气以并，并，为失于常态，逆乱之意。必切而出，大气乃屈，此处大气指邪气。365节，《素问》气穴论所言气穴365，为365个针刺穴位。而《素问》针解篇所言365节气，张志聪注：节之交365会，络脉之渗灌诸节者也。本篇所论之365节与张志聪注相合。